Barbara Becker

Mein Pilates Programm

Barbara Becker

mit Doris Mendlewitsch
und Ulrike Meiser

Mein **Pilates** Programm

Econ

3. Auflage 2005

Impressum

Econ ist ein Verlag der Ullstein Buchverlage GmbH

ISBN 3-430-11201-X

Konzeption und Projektbetreuung: Mendlewitsch + Meiser, Düsseldorf
Umschlaggestaltung: Klaus Meyer, München
Alle Fotos: Petra Stadler, München
Gestaltung, Typografie und Satz: Petra Soeltzer und Yvonne Meyer-Lohr, Kommunikationsdesign, Düsseldorf
Gesetzt aus der Thesis
Druck und Bindung: Offizin Andersen Nexö Leipzig GmbH
Printed in Germany

Inhalt

Simple Fitness Teil 2:
Fit und schön mit Pilates 69

Simple Fitness Teil 3:
Richtig und genussvoll essen 159

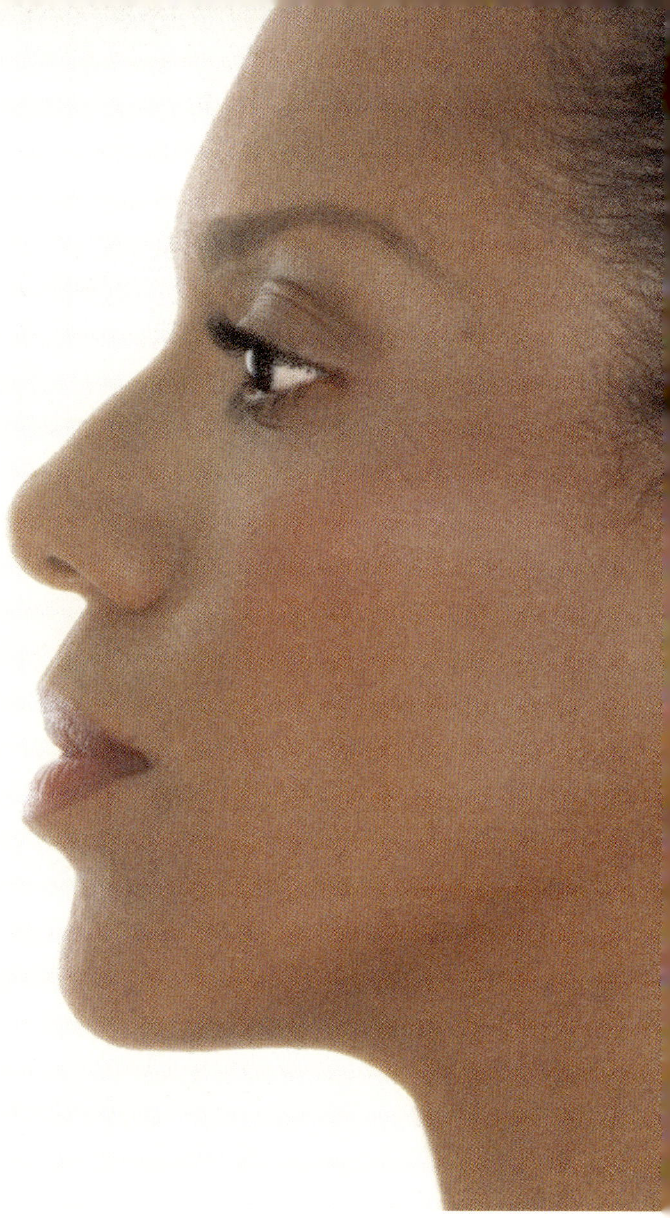

Meine Befreiung vom Bild
der perfekten Frau

Guten Tag!

Ich bin Barbara Becker. Vielleicht kennen Sie mich aus der Zeitung oder dem Fernsehen. Ich kenne Sie nicht, aber das macht nichts. Denn wir können auf jeden Fall davon ausgehen, dass wir uns gut verstehen werden, weil wir eines gemeinsam haben: Wir wollen unser Leben genießen, Freude an unserer Umgebung und an uns selbst haben.

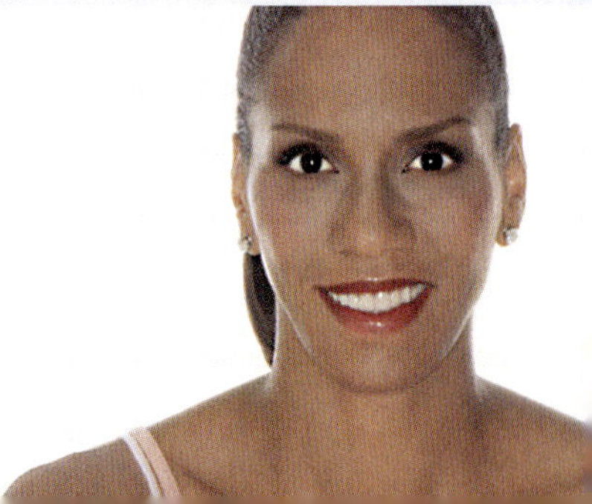

Das ist ein schöner Traum, in der Realität hapert es daran oft. Wir fühlen uns müde, erschöpft, haben keine Lust auf irgendwelche Unternehmungen, tragen schwer am Alltag und an unserem Körper. Auch mir ging es immer mal wieder so, vor allem natürlich in der Zeit meiner Scheidung. Ich sah zwar immer noch einigermaßen gut aus, aber mein Körper sprach eine ganz andere Sprache als mein Aussehen. Ich fühlte mich schlapp. Und ich war schlapp. Wenn ich die Treppe hinaufrannte, kam ich schon auf der ersten Etage aus der Puste. Beim Toben mit meinen Kindern war ich nach ein paar Minuten am Ende meiner Kräfte. Als ich mit meinem Sohn Noah eines Tages im Garten ein bisschen herumkickte und aus Versehen den Ball zu weit schoss, sagte er zu mir: »Mama, lass mal, ich hol den schon für dich, du brauchst nicht zu laufen.« Er meinte es ganz lieb, aber für mich war es ein echter Schock, dass er mir aus Gründen der Schonung das Laufen abnehmen wollte. Schließlich waren wir beide stolz darauf, dass ich auf einem Sportfest die schnellste Mutter seiner Schule gewesen war. Außerdem tat mir der Rücken weh und meine Schultern waren verspannt.

Kurzum:
Ich war unzufrieden mit mir
und meinem Zustand.

Andererseits darf man auch nicht zu streng mit sich selbst umgehen. Schließlich hatte ich gute Gründe, nicht in Topform zu sein. Nach einer Scheidung mit viel öffentlicher Begleitung ist es nicht weiter verwunderlich, wenn man einen ordentlichen Durchhänger hat. Doch selbst in jener turbulenten Zeit war mir klar, dass mein Unwohlsein nicht nur mit den damaligen Umständen zusammenhing. Es ging um etwas Grundsätzliches.

Jahrelang habe ich meinen Körper benutzt, als wäre es das Natürlichste auf der Welt, dass er immer funktioniert. Dass er es ohne weiteres wegsteckte, wenn ich mal sehr spät ins Bett kam. Dass er ohne weiteres die Zeitverschiebungen verkraftete, wenn wir zwischen Amerika und Deutschland hin und her jetteten. Dass er überreichliches Essen zur falschen Zeit problemlos verarbeitete. Aber jetzt erhielt ich eben die Signale, dass das alles auf Dauer nicht so weiterging.

Und noch etwas wurde mir klar: Das Ganze war keine rein körperliche Angelegenheit, auch mein Geist, meine Seele waren in Mitleidenschaft gezogen. Ich war ängstlich, wenig zuversichtlich, traute mir kaum etwas zu, erwartete aber ständig, dass irgendetwas passieren und mich aus diesem Zustand herausreißen würde.

Aber Sie wissen es natürlich: Es gibt niemand anderen, der einen am Schopf packt, nur einer kann das: man selbst! Es hat jedoch eine ganze Weile gedauert, bis mir das klar wurde. Und was meinen Sie, wieso ich nicht schneller auf die Lösung kam? Weil ich nicht ehrlich zu mir selbst war. Weil ich mich um die entscheidende Frage herumgedrückt habe: Wer bin ich eigentlich und was will ich im Leben? Jahrelang war ich die Frau von Boris und dann war ich die Ex-Frau von Boris. Keine Frage, mein Leben hat mir gefallen und es war beileibe nicht vergeudet. Ich brauche nur an meine beiden wunderbaren Jungs zu denken, Noah und Elias, die mir jeden Tag aufs Neue Freude schenken.

Mein Selbst war irgendwie unter die Räder gekommen. Ich hatte die Richtung verloren und reagierte im Grunde nur auf das, was eben im Lauf der Zeit so geschah.

Ich habe viel darüber nachgedacht, warum ich nicht früher mein Leben in die eigenen Hände genommen habe. Von außen betrachtet war ich ja durchaus selbständig, hatte Ideen, konnte mich problemlos in der Öffentlichkeit bewegen. Trotzdem, wenn's um das Entscheidende ging, um mein Leben, habe ich es mir gern ein bisschen leicht gemacht und es anderen überlassen, die Dinge für mich zu regeln. Letztlich habe ich mir das sogar gewünscht. Vielleicht aus der Erfahrung meiner Kindheit heraus. Ich habe ja erlebt, wie meine Mutter als Frau mit drei Kindern und ohne Mann kämpfen musste, nicht nur finanziell. Wahrscheinlich erschien mir deshalb ein Leben, in dem man sich an einen starken Mann anlehnen kann, wie ein wunderbarer Traum. Als neurotische Vatersuchende habe ich immer gedacht: Da steht einer auf und kämpft für mich. Aber wie es mit den Träumen eben so ist – sie sind nicht das wahre Leben. Da steht einfach keiner auf und kämpft für mich.

Nur ich kämpfe für mich. Fertig.
Und ich bin mir wichtig.

Früher dachte ich: Ach, Barbara, das ist doch einfach zu langweilig, dich immer um etwas zu bemühen. Aber das stimmte gar nicht. Es war mir in Wahrheit nicht zu langweilig. Es war mir zu schwer!

So gesehen war diese Phase nach der Scheidung eine außerordentlich heilsame Erfahrung. Während man sich mittendrin befindet, sieht man das natürlich nicht so. Im Gegenteil, ich glaubte, es besonders schlecht gemacht zu haben, und tat mir deshalb selbst sehr Leid. Bei meinen Freundinnen habe ich so ein Verhalten auch schon öfter beobachten können. Sie hatten hohe Erwartungen, sind enttäuscht worden und kommen sich dann wie das allerärmste Opfer überhaupt vor. Doch das ist eine echte Sackgasse! Und zwar deshalb, weil man ganz schlecht wieder aus ihr herauskommt, weil man mit dieser Haltung über kurz oder lang allen auf die Nerven geht und weil es natürlich kompletter Blödsinn ist. Es wird einem manchmal übel mitgespielt, aber man muss aus dem Ergebnis keinen Kult machen. Es gibt schließlich noch ungefähr drei Millionen andere Möglichkeiten.

Ich selbst war auch kurz davor, mich in dem Dreieck Erwartung–Schuld–Opferhaltung wohnlich einzurichten, habe aber gerade eben noch die Kurve bekommen. Wie bei jeder Krankheit, die auf einen Höhepunkt zusteuert und bei der sich in einer heftigen Krise entscheidet, ob die Krankheit siegt oder man gesund wird, kam auch ich schließlich auf den Trichter. Ich musste endlich anfangen, meine Energien sinnvoll einzusetzen und mich zu konzentrieren: auf mich, meinen Körper und mein Leben. Es gab aber keinen Moment, in dem ich die Lösung hatte und mir sagte: So musst du es machen. Es ging langsam und Schritt für Schritt. Ich führte viele Gespräche mit meiner Mutter und mit meinem Vater. Ich suchte die Auseinandersetzung, sprach auch heikle Dinge an oder aus und riss bewusst alte Wunden auf, um sie wirklich heilen und nicht nur verdecken zu können.

Das war mein Weg, um mich mit mir und den anderen zu versöhnen. Um zu vergeben und damit auch loszulassen.

Ich habe »ja« gesagt zu meinem Leben und beschlossen, das aus mir herauszuholen, was in mir steckt. Ich machte Schluss mit dem Selbstmitleid, mit dem Jammern. Stattdessen entwickelte ich etwas viel Besseres, nämlich Mitgefühl. Und zwar mit mir. Das heißt, ich lernte wieder, mich selbst zu spüren, auf mich selbst zu hören und das zu tun, was ich für richtig hielt. Und ich begann, mich und meinen Körper mit Respekt zu behandeln.

Das klingt für Sie im ersten Moment vielleicht wie eine halbreligiöse asketische Lehre. Doch keine Sorge, Sie hören von mir keinen esoterischen Hokuspokus. Und ich werde Ihnen auch keine neue Supermethode für das perfekte Leben und das stets abrufbare Glücksgefühl liefern. Also nicht die Mega-Power-Extra-Sache, sondern ein paar Einsichten, meine ureigensten Erfahrungen und ein sehr einfaches, aber wirkungsvolles Fitnessprogramm, das ich für mich zusammengestellt habe und das auch in Ihr Leben passt.

Ich nenne es Simple Fitness.

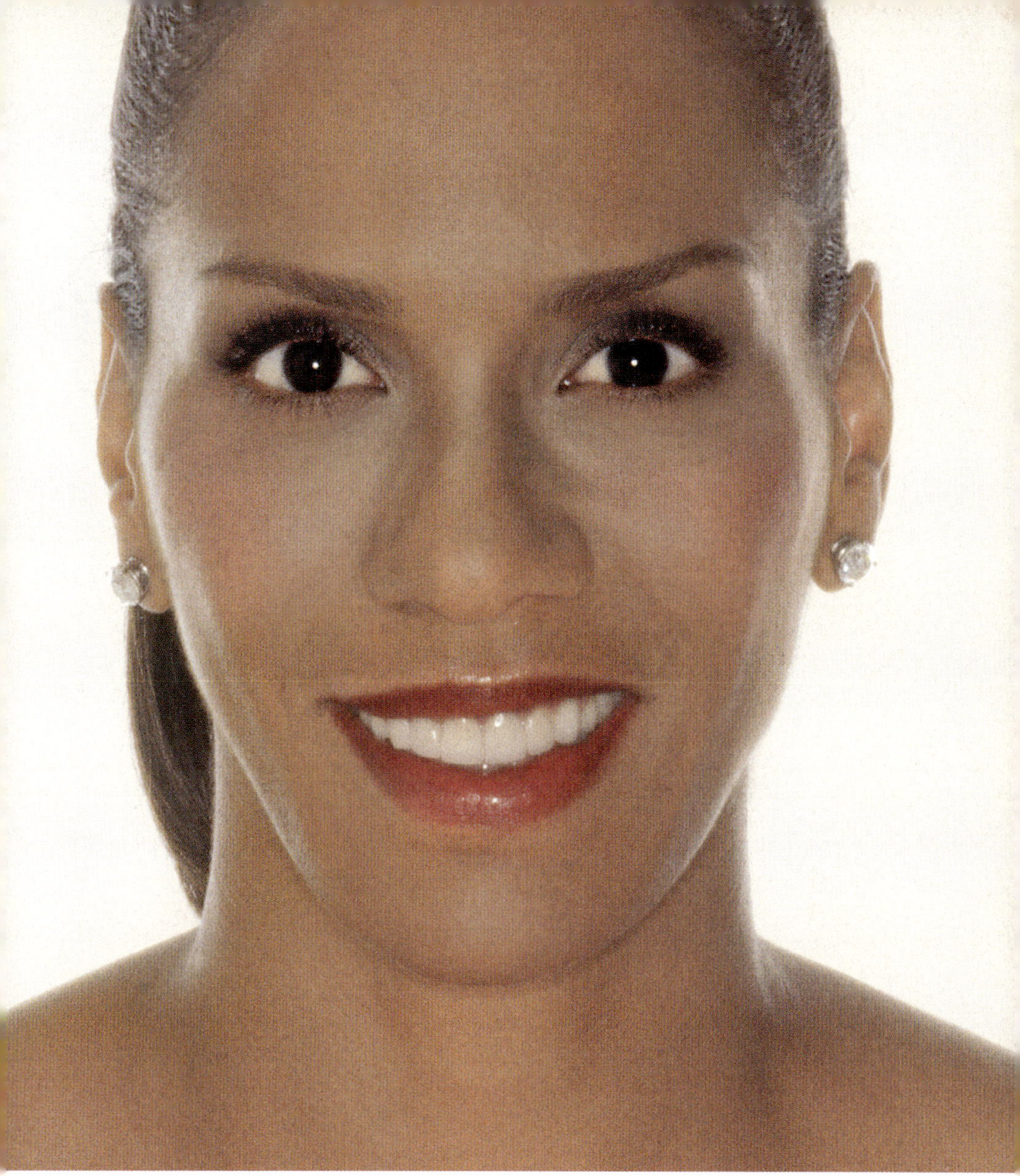

Simple Fitness –
einfach, schnell und erfolgreich

Mein Fitnessprogramm besteht aus drei Teilen:

1. Finden Sie Freude an sich selbst
2. Fit und schön mit Pilates
3. Richtig und genussvoll essen

Sie sehen selbst, es schaut ganz harmlos aus. Und in einer gewissen Hinsicht ist es das auch. Sie müssen dafür nicht Ihren Alltag total umkrempeln, keine neue Sportausrüstung kaufen, brauchen Ihre Familie nicht vor den Kopf zu stoßen und müssen auch sonst nichts Grausames tun. Andererseits: Es läuft auf eine Revolution hinaus, ganz sicher. Wundern Sie sich nicht über diesen scheinbaren Widerspruch. Es ist so logisch wie die Mathematikaufgaben in den Schulbüchern meiner Kinder.

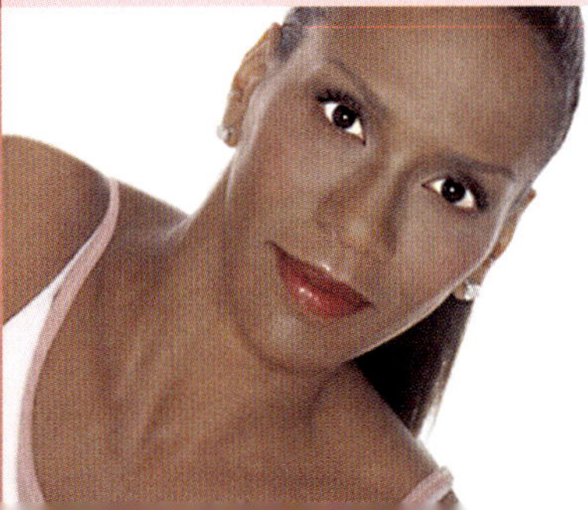

1. Eine neue Lebenseinstellung gewinnen

Meine persönlichen Erfahrungen sind – und die Beobachtungen meiner Freundinnen bestätigen es –, dass es überhaupt keinen Zweck hat, sich irgendeinem Fitnessplan zu unterwerfen, der im Wesentlichen aus nervtötenden und gelenkzerfetzenden Sportübungen besteht, kombiniert mit einer faden oder komplizierten Diät, die einem ein Gewicht wie das eines Supermodels bescheren soll. Was dabei herauskommt, ist Frust. Enttäuschung. Das Gefühl, eine Versagerin zu sein.

Selbst wenn man sich für ein paar Wochen besser fühlt: Es bleibt ja doch nicht dabei. Weil ein Diätplan keine Einstellung zum Leben ersetzen kann. Weil man sich nur Feinde damit macht, vor allem in der Familie. Und weil man auch noch jede Menge andere Sachen zu tun hat, als sich nur ums Einkaufen, Zubereiten und anschließende Abtrainieren der Mahlzeit zu kümmern. Aber das Wichtigste: Man hat keinen Spaß dabei. Wenn man ein Fitnessprogramm als Strafarbeit ansieht, kann es einfach nicht funktionieren, jedenfalls nicht auf Dauer. Wir suchen nun mal nach Befriedigung, nach Glück – und deshalb wollen wir nach ungeliebten Anstrengungen nichts anderes als uns heftig und deftig für die harten Wochen belohnen. Das Ergebnis kennen wir.

Ich meine, Fitness und Sichwohlfühlen fangen im Kopf an. Vielleicht auch im Herzen, das kann man so oder so sehen. Auf jeden Fall geht es damit los, dass man eine Einstellung zu sich und seinem Leben gewinnt, die sich auf das Wesentliche konzentriert: auf einen selbst. Nicht im Sinne eines schrankenlosen Egoismus, sondern aus Respekt gegenüber dem, was wir sind und was wir an uns haben. Seinen Körper gut zu behandeln, gebietet uns das Leben selbst. Und da wir Menschen sind, haben auch alle möglichen nichtkörperlichen Aspekte großen Einfluss auf unser körperliches Wohlbefinden. Deshalb sage ich Ihnen zu Anfang meines Simple-Fitness-Programms, dass Sie wirklich zu sich selbst kommen und Ihr Glück selbst gestalten müssen.

Es gibt kein Patentrezept. Man kann auch sagen: Die goldene Regel lautet, dass es keine goldene Regel gibt. Das bedeutet nämlich, dass Sie selbst etwas tun müssen, um sich gut zu fühlen. Und zwar genau das, was zu Ihnen passt.

Das klappt, verlassen Sie sich darauf. Ich liefere Ihnen die Grundlagen und Sie schneiden sich das Programm so zu, dass es zu Ihnen passt.

2. Den Körper in Form bringen

Punkt 2 meines Programms ist Pilates. Haben Sie schon davon gehört? Diese spezielle Art von Gymnastik verbreitet sich jetzt auch in Deutschland und ist in den USA schon seit langem der Hit. Unter anderem machen Melanie Griffith, Sharon Stone und Sandra Bullock Pilates – keine schlechte Empfehlung, oder? Und Sie sind jetzt auch schon auf dem Weg.

Ich erkläre Ihnen später in dem Pilates-Kapitel genauer, worum es geht und wie Sie zu einer echten Pilates-Anhängerin werden. Vorab nur so viel: Pilates war für mich eine grandiose Entdeckung. Besser gesagt: Pilates ist eine Sensation. Die Wirkung ist enorm, der Aufwand denkbar gering und Sie können die Übungen bequem zu Hause auf einer Matte oder dem Wohnzimmerteppich durchführen. Ich habe sportlich viel ausprobiert, Joggen, Yoga, Gewichte stemmen usw. Und ich laufe und schwimme nach wie vor sehr viel, aber Pilates erzeugt mit dem geringsten Aufwand den größten Effekt. Außerdem ist es nicht nur gut für die Muskeln, sondern auch für alles andere.

Und mit Pilates zerren Sie sich nichts, Sie bekommen keine dicken Gelenke und es zeigen sich auch keine anderen unerwünschten Nebeneffekte.

Pilates kommt derzeit in Europa ziemlich in Mode, ist aber eine alte und bewährte Methode – was auch für sie spricht. Benannt ist sie nach ihrem Erfinder, Joseph Pilates. Er wurde 1880 in der Nähe von Düsseldorf geboren, hatte eine sehr schwächliche Konstitution und entwickelte aus diesem Mangel heraus eine Methode, die seinen Körper stärkte und in Form brachte. Daraus sind im Laufe der Jahre insgesamt 400 bis 500 Übungen entstanden, von denen ich Ihnen in diesem Buch 14 vorstellen werde. Damit kommen Sie schon sehr weit.

Das Schöne an den Pilates-Übungen ist, dass sie nicht nur irgendwelche Muskelgruppen aufpeppen, sondern den natürlichen Muskelaufbau durch Dehn- und Streckübungen fördern und damit den ganzen Körper beweglich machen. Schwerpunkt des Ganzen ist die Körpermitte – mit Bezug auf die Wirbelsäule –, das so genannte Powerhouse. Und Power meint dabei nicht nur die Kraft im physikalischen Sinn, sondern die

Stärke, die aus einem ökonomischen Einsatz der Muskeln und vor allem aus der richtigen Haltung resultiert. Ganz wichtig dabei: die richtige Atmung. Das alles hört sich jetzt sehr theoretisch an, wenn Sie aber die ersten Übungen ausprobiert haben, wird Ihnen schnell klar, wie's geht.

Pilates fördert das Zusammenspiel aller Körperteile und des Kopfes. Weil man sich konzentrieren muss, weil man aus dem Zentrum des Körpers heraus stabil steht. Deshalb praktizieren auch so viele Schauspieler Pilates, weil es die Präsenz auf der Bühne verstärkt.

Ganz wichtiger Nebeneffekt: Pilates macht Laune. Sie wissen ja jetzt schon, dass ich eine Anhängerin des Genussprinzips bin. Deshalb auch meine Vorliebe für Pilates. Denn nach ein paar Pilates-Übungen bin ich immer gut drauf, fühle mich allen Anforderungen gewachsen und bin außerdem bester Stimmung. Meiner Ansicht nach liegt das an der Atmung und an der Konzentration, die man dafür aufbringen muss. Und noch eins, was beinahe besser als der gesundheitsfördernde Aspekt ist:

Pilates macht schön.
Weil es die Haltung stärkt und die Proportionen der Muskeln verbessert.

3. Schöner essen

Punkt 3 meines Simple-Fitness-Programms betrifft die richtige Ernährung. Ich sage bewusst nicht: Diät. Ich hasse Diäten. Und ich glaube, dass sie unnötig sind. Wenn wir uns richtig, das heißt gut ernähren, brauchen wir keine Diäten. Meine Ernährungsgrundregel lautet: Gutes Essen genießen! Sie glauben, das führt geradewegs zu einem Pfund pro Monat mehr oder noch schlimmer? Ganz und gar nicht. Meiner Ansicht nach werden wir nicht deshalb dick, weil wir zu viel essen, sondern weil wir das Falsche in uns hineinstopfen (und vor allem zu viel davon).

Das ewige Kalorienzählen bringt überhaupt nichts – höchstens, dass man permanent ans Essen denkt und das Hungergefühl damit erst recht wachhält. Man muss beim Essen selbst ansetzen, auf die Qualität und die Zubereitung achten. Das heißt: Finger weg vom Fast-Food-Zeug, keine Tütensuppen mehr anrühren, keine Tiefkühlpizzas mehr und diesen ganzen Mist, der dreifach gekocht, entkeimt, sprühgetrocknet und bestrahlt ist.

Man kommt ohne ein paar Hilfsmittel in der Küche nicht aus, aber das meiste braucht man wirklich nicht.

Es geht ja auch nicht um Hochleistungsküche, sondern um alltagstaugliche, schnell zuzubereitende Gerichte. Ich bin selbst nicht gerade die beste Köchin von allen, aber ich kaufe sehr bewusst ein und habe im Laufe der Jahre ein paar wirklich praktische und schmackhafte Gerichte entwickelt. In Miami ist es natürlich keine Schwierigkeit, sich mit frischen Produkten zu versorgen, wir leben ja in einem tropischen Paradies. Ich lege meistens ein Stück Fisch oder ein Stück Hühnerbrust auf den Grill, wenn die Kinder mit hängendem Magen aus der Schule kommen und auf der Stelle etwas zu essen wollen. Mit verschiedenen Marinaden lassen sich unglaubliche Effekte erzielen. Geht flott, kostet nicht viel und ist gesund. In dem Ernährungskapitel ab Seite 159 finden Sie ein paar von meinen Schnellrezepten.

Ich habe gelesen, dass vierzig Prozent der Deutschen nicht mehr richtig kochen können, sondern sich mit Fertig- oder Halbfertiggerichten ernähren, von Brötchen auf der Hand und Würstchen unterwegs leben. Meine Mutter hätte nie zugelassen, dass wir ohne anständiges Essen aus dem Haus gingen.

Sie war Lehrerin an einer Waldorfschule und kochte immer nach makrobiotischen Grundsätzen. Das Essen war stets frisch zubereitet und aus Dosen hat sie sich nie bedient. Mit »anständigem Essen« meinte sie aber nicht nur, dass es richtig zubereitet sein sollte. Wir sollten auch »anständig am Tisch sitzen« und das Essen wertschätzen, indem wir es bewusst und in Ruhe zu uns nahmen.

Viele Leute schlingen heute ihre drei Mahlzeiten am Tag in vierzig Minuten runter. Das muss man sich mal vorstellen! Wo bleiben da der Spaß, die Befriedigung? Ehe die Geschmacksnerven auf der Zunge etwas wahrgenommen haben, ist die Aktion ja schon wieder vorbei, das runtergeschlungene Zeug liegt im Magen und das war's. Und dann denkt man natürlich gleich an die Fortsetzung.

Ein bisschen kenne ich das auch von mir. Aber früher war es schlimmer. Oft hatte ich etwas im Mund und noch nicht heruntergeschluckt, da angelte ich schon nach dem nächsten Teil. Ich musste mir erst mal klar machen, dass meine Geschmacksnerven auf der Zunge sind, und nur da. Im Magen schmeckt man nichts mehr. Wie gut ist ein Keks noch in meinem Bauch?

Überhaupt nicht gut, im besten Fall neutral, im schlechtesten Fall einfach zu viel. Ich denke mir also oft: Muss ich diese Praline jetzt noch haben, muss ich sie noch mal schmecken, wo ich doch schon drei gegessen habe? Oder soll ich sie mir lieber gleich auf die Hüfte kleben? Denn da wird sie in Form eines blöden Fettpolsters wieder auftauchen, das kann man ohne große Seher-Qualitäten vorhersagen. Wenn ich mir das bewusst gemacht habe, fällt es mir ganz leicht, die Praline liegen zu lassen. Und ich habe dann noch nicht einmal das Gefühl, dass ich auf etwas verzichten musste. Das klappt aber nur, wenn man wirklich aufmerksam isst.

Wichtig ist, dass Sie Ihr Selbstwertgefühl nicht zerstören und sich nicht selbst fertig machen, weil Sie wieder mal etwas gegessen haben, das dick macht und das Sie lieber hätten bleiben lassen sollen. Gönnen Sie sich ab und zu eine kleine Sünde. Aber genießen Sie sie dann auch. Essen Sie das Stück Schokolade nicht heimlich und schnell, sonst haben Sie ja wirklich nichts davon, außer ein paar überflüssigen Kalorien. Genießen Sie es so richtig, lassen Sie es sich auf der Zunge zergehen. Dann brauchen Sie auch nicht mehr als das eine Stück.

Zwei ganz simple Tricks, die beim Abnehmen helfen

Wenn Sie abnehmen wollen, ist Ihr größter Feind das Gefühl, verzichten zu müssen und in einer Leidensphase zu sein. Das hält auf die Dauer keiner aus. Deshalb ist es ganz wichtig, dass Sie sich die Konsequenzen einer Fresssünde bildlich klar machen. Zum Beispiel indem Sie sich vorstellen, wo sich dieses überflüssige Brötchen verewigen wird: auf der Hüfte, am rechten Oberschenkel, als wabbelige Masse unter dem linken Oberarm. Wirklich: Die Gier vergeht sofort. Der andere Trick: Sagen Sie sich nicht dauernd »Ich bin dick und muss abnehmen«, sondern sagen Sie sich: »Bald bin ich schlank, bald gefalle ich mir noch besser.« Sie werden sehen, das hält Sie bei Laune und nützt deshalb tausendmal mehr als jede Selbstkritik.

Zu meinen Ernährungsprinzipien gehört auf der einen Seite, dass ich mich zum Feinschmecker hin entwickelt habe, auf der anderen Seite befolge ich aus verschiedenen Ernährungsprogrammen die Tipps, die mir einleuchtend erscheinen. Dazu gehört unter anderem das Glyx-Prinzip. Sie haben wahrscheinlich schon davon gehört, auch in Deutschland hat es viele Anhänger. In den USA ist der derzeitige »Papst« der Ernährungsregeln nach dem glykämischen Index der Kardiologe Arthur Agatston, der mit seiner South-Beach-Diät auch in Deutschland viel Erfolg hat. Davon mehr ab Seite 178.

Essen nach dem Glyx-Kompass hat viel für sich: Es ist sehr gesund, es hilft beim Abnehmen, es wirkt positiv auf Ihre Stimmung, es lässt sich problemlos in den Alltag integrieren und schmeckt der ganzen Familie.

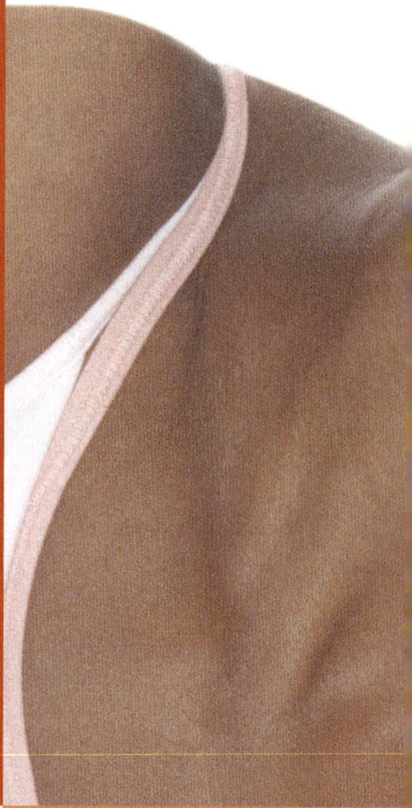

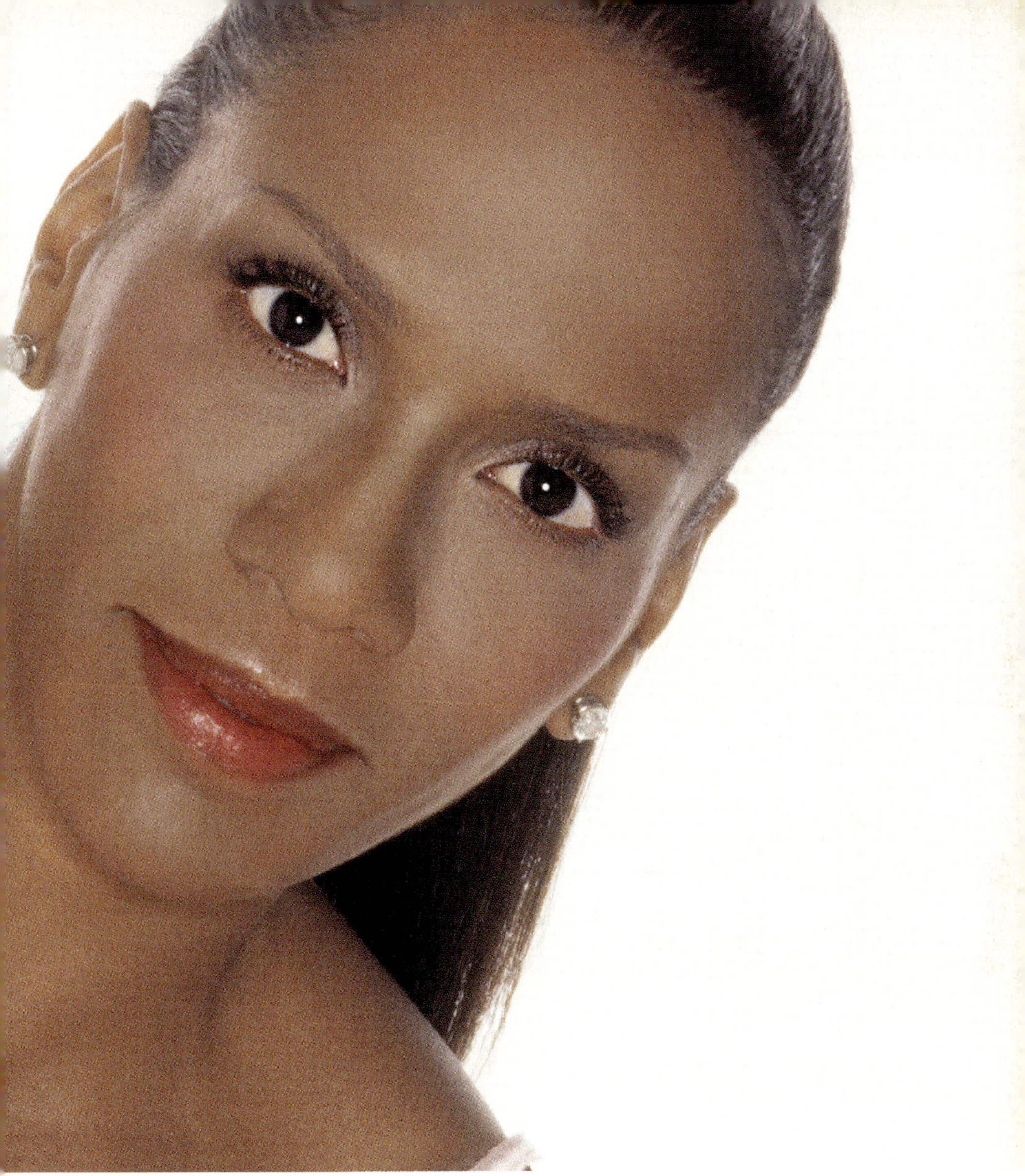

Simple Fitness Teil 1:

Finden Sie Freude an sich selbst

Respekt vor sich selbst und Zuneigung zu sich selbst – das sind Stärken, die uns Frauen eigen sind, davon bin ich jedenfalls überzeugt. Wir lassen nur viel zu oft zu, dass sie verschüttet werden. Und in der Krise fangen wir dann an zu jammern, statt zu kämpfen. Dabei können wir das auch ganz gut. Denken Sie doch einmal an sich selbst: Waren Sie nicht immer dann am stärksten, wenn Sie ganz von sich und Ihrer Sache überzeugt waren?

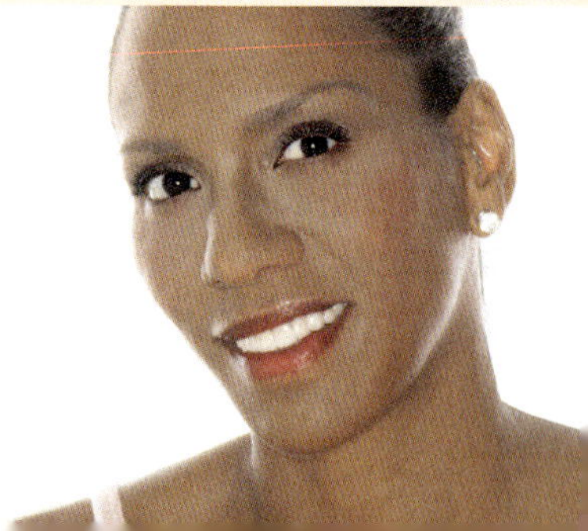

Haben Sie nicht dann die meisten Fehler gemacht, wenn Sie an irgendetwas festhielten, das Ihnen von jemand anderem übergestülpt wurde? Überlegen Sie doch einmal, welche Ihre glücklichsten Momente waren. Wenn Sie große Ziele erreicht haben bestimmt. Aber wahrscheinlich doch auch die kurzen Sekunden, in denen alles irgendwie schwerelos und in der Balance war. Und es waren sicher nicht immer die Momente, in denen Sie eine perfekte Figur, ein gutes Gehalt, einen präsentablen Mann und zwei Kinder in noch sauberen Kleidern um sich herum hatten. Sondern es waren die Augenblicke, in denen Sie eins mit sich waren, im Gleichgewicht mit sich, und in denen Sie vor allem das Gefühl selbstverständlicher Stärke genossen.

Und jetzt die entscheidende Frage: Wann haben Sie dieses Gefühl das letzte Mal gehabt? Gestern? Herzlichen Glückwunsch. Ist es schon ein halbes Jahr her oder länger? Dann wäre eigentlich längst mal wieder ein Glücksmoment nötig.

Wissen Sie nicht mehr, wann Sie das letzte Mal glücklich waren? Dann müssen wir etwas dafür tun, damit Sie bald wieder erfahren, wie gut Sie sind und wie großartig Sie sich fühlen können.

So habe ich's gemacht

Wenn Ihnen jemand sagt, was Sie tun sollen oder tun können, wollen Sie natürlich wissen, mit welcher Berechtigung und welcher Erfahrung oder Kompetenz er auftritt. Das ist so, wenn Sie einen Kühlschrank kaufen und von einem technisch versierten Verkäufer einen Rat einholen – und das ist jetzt genauso, wenn ich Ihnen erkläre, wie Sie Ihr Leben, Ihren Körper und Ihre persönliche Haltung verbessern können. Sie fragen sich bestimmt, wieso ich behaupte, Ihre Probleme zu kennen. Sie wollen wissen, wieso ich überzeugt bin, dass ich ein gutes Rezept dafür habe, wie Sie sie wieder loswerden.

Ich höre ab und zu Bemerkungen über mich wie »Was weiß die denn schon, wie's in einem normalen Haushalt zugeht?«, »Die hat doch gar keine Probleme, die lebt doch sorgenfrei!« und so ähnliche Geschichten eben. Doch das stimmt nicht: Auch ich muss Verantwortung übernehmen, ich muss die richtigen Entscheidungen treffen, und zwar nicht nur für mich allein, sondern auch für meine beiden Kinder.

Ich muss sie erziehen, ich muss mir klar darüber werden, welche Grundlagen und Werte ich ihnen vermitteln will. Und ich will natürlich auch für mich selbst Verantwortung übernehmen. Ich will nicht in irgendeinem Stadium hängen bleiben, das sich mehr oder weniger zufällig so ergeben hat. Ich könnte mich natürlich auf dem ausruhen, was ich bisher erreicht habe, und mich bequem in die Hängematte legen. Aber darauf habe ich keine Lust. Ich will etwas erleben, und ich will vor allem mich erleben. Mich mit allen meinen Facetten, meinen Möglichkeiten. Mich, so wie ich geworden bin, und mich, so wie ich noch werden kann. Ich will noch viel lernen, vor allem von anderen Menschen.

Ich bin jetzt Ende dreißig und ich genieße dieses Alter in vollen Zügen. Eine kleine Falte hier oder da ist geradezu lächerlich im Vergleich zu dem Gewinn, den ich mit den Jahren erfahren habe. Ich bin nicht mehr ganz jung, aber das betrachte ich mittlerweile als Vorteil.

Ich habe nicht mehr die Ängste, die ich früher hatte, ich habe ein paar Erfahrungen gemacht und daraus gelernt.

Vieles war in den letzten Jahren neu für mich. Ich bin mit den Kindern nach Miami gezogen und das Leben hier unterscheidet sich doch erheblich von dem in Deutschland. Ich kannte Miami natürlich schon vorher, außerdem lebten ein paar Bekannte von mir dort. Aber jetzt war es ja ernst gemeint. Ich musste neue Kontakte aufbauen, die Kinder mussten neue Freundschaften knüpfen. Wenn Sie auch schon mal in eine andere Stadt oder ein anderes Land gezogen sind, dann kennen Sie das vielleicht. Außerdem musste ich mich an eine neue Sprache gewöhnen. Bei den Kindern ging es relativ rasch. Noah beispielsweise ging ja gleich in die Schule, da kam er sehr schnell in die Sprache hinein. In Deutschland war er zudem bereits auf einer internationalen Schule gewesen und hatte dort schon sehr viel Englisch gesprochen. Ihm fiel die Umstellung also viel leichter als mir.

Meine Anfangsschwierigkeiten hatten aber auch eine positive Seite. Sie haben mir eine Sache sehr erleichtert: den Abschied von dem Wahn, immer perfekt erscheinen zu müssen – innerlich und äußerlich.

Ich glaube nicht mehr, dass ich alles schaffen muss – aber ich weiß, dass ich nahezu alles schaffen kann, wenn ich es wirklich will.

Meine Freundin Barbara

Mut zur Lücke beweisen und nicht immer die Perfekte sein wollen, das geht einfacher, als Sie denken. Die nötige Stärke und Gelassenheit braucht man allerdings, dann fallen die richtigen Entscheidungen wie von selbst. Entscheidungen zu treffen, das macht glücklich, und dieses Glück macht stark. Natürlich fährt das Leben von Zeit zu Zeit Achterbahn mit jedem. Aber ich weiß aus vielen Situationen: Ich bin nie allein. Ich habe immer noch mich selbst als Freundin, eine Freundin, auf die ich mich absolut verlassen kann.

Irgendwann war alles überstanden. Da habe ich entdeckt, dass viel mehr in mir steckt, als ich jemals vermutet oder auch nur erträumt habe. Das ist doch eine tolle Erkenntnis. Und genau sie gibt mir die Kraft, noch mehr zu wagen und noch zuversichtlicher zu sein. Und wissen Sie was: Seit ich nicht mehr nach Perfektion giere, bin und fühle ich mich superfit. Ich habe endlich erkannt, dass es letztlich sowieso nicht um Perfektion geht, sondern in Wahrheit um Stärke. Ich möchte so gut sein, wie es mein Körper erlaubt. Ich möchte aus meiner Veranlagung das Beste machen. Das ist dann »die Perfektion«.

Viele Frauen haben mich gefragt: »Wie hast du das geschafft?« Die Antwort ist: Es war gar nicht so schwer. Diesen herrlichen Zustand habe ich nicht durch irgendwelche Fastenprogramme oder spirituelle Übungen erreicht. Sondern Schritt für Schritt. Im Kopf und im Körper. Mit einer gesunden Mischung aus Disziplin und Freundlichkeit mir selbst gegenüber. Und ich werde Ihnen zeigen, wie Sie das auch erreichen können. Und zwar ohne dass Sie Haus und Hof, Mann und Kind verlassen, sich einem neuen Glauben verpflichten und täglich drei Stunden Körperkult betreiben müssen.

Sie können ziemlich leicht lernen, wie Sie dauerhaft in bessere Form kommen. Natürlich muss man immer dranbleiben, das geht nun mal nicht anders. Aber wenn Sie mein Simple-Fitness-Programm erst einmal verinnerlicht haben, wird es so selbstverständlich wie Zähneputzen. Das heißt, Sie müssen sich nicht quälen und jeden Tag neu entscheiden: Mache ich nun ein bisschen Gymnastik oder lasse ich es und verschiebe es auf morgen? Und dann natürlich auf übermorgen.

Wenn Sie sich einen kleinen Ruck geben und den Blick auf ein paar Dinge im Leben ändern sowie mein wirklich einfaches und praktisches Fitnessprogramm befolgen (das Sie täglich höchstens zwanzig Minuten kostet), dann reicht das schon. Und das schaffen Sie. Denken Sie einfach an das, was Sie besonders gut können. Vielleicht sind Sie immer superpünktlich. Oder Ihre Fingernägel sind stets besonders gepflegt. Oder Ihre Begabung liegt in der Gartenarbeit, bei der Sie Ergebnisse erzielen, um die die Nachbarn Sie beneiden. Überlegen Sie genau, Sie finden bestimmt etwas. Und übertragen Sie diese Fähigkeit einfach auf Ihr Simple-Fitness-Programm.

Sie werden sehen:
Das klappt hervorragend.

Werfen Sie das Gerümpel über Bord

»Ich bereue nichts im Leben – außer dem, was ich nicht getan habe.« Dieser wunderbare Satz ist leider nicht von mir, sondern von Coco Chanel. Und die musste es schließlich wissen. Sie kam aus kleinsten Verhältnissen, baute ein Modeimperium auf und hatte dabei immer noch genügend Zeit und vor allem Lust auf die Liebe. Rückschläge sind in so einem prallen, langen Leben natürlich inbegriffen. Trotzdem tat ihr nichts Leid, nur das, was sie ausgelassen hat. Wobei Coco Chanel sicher keine Frau war, die wild drauflosprobiert hat. Ihre Arbeitsdisziplin war geradezu sprichwörtlich. Trotz ihres turbulenten Lebens war sie immer neugierig, wollte das Neue und hatte stets den Blick für das Mögliche. Mir imponiert so eine Haltung, so eine Frau, die nach vorn schaut, egal, was passiert.

Coco Chanel fing ihre Karriere mit nichts an, wir dagegen sind meistens übervoll, im materiellen wie im übertragenen Sinn. Deshalb lautet mein Rat für einen guten Start in ein neues Leben:

Befreien Sie sich. Werfen Sie das ganze alte Zeug weg, das Sie permanent ansammeln und schon ewig mit sich rumschleppen.

Es behindert Sie, wenn Sie etwas Neues anfangen wollen. Und ich bin ziemlich sicher, dass Sie von vielem viel zu viel haben. Betrachten Sie es wie einen Umzug in ein neues Leben. Ein Umzug ist immer bestens geeignet, den überflüssigen Mist wegzuwerfen. Und es ist geradezu niederschmetternd, was sich in relativ kurzer Zeit alles ansammelt.

Ich kenne das Phänomen sehr genau von mir selbst: Es gibt Phasen im Leben, da richtet man seine ganzen Energien darauf, etwas zu bekommen, sich ein neues Teil anzuschaffen – weil man schlecht drauf ist, weil sich die Freundin dauernd etwas Neues zulegt, weil man glaubt, sich etwas Gutes tun zu müssen. Das können Klamotten sein oder im fortgeschrittenen Zustand ein Exemplar der neuen XY-Klasse oder größerer Besitz wie eine Eigentumswohnung oder ein Haus. Ich habe einmal sündhaft teure Schuhe gesehen, die ich unbedingt haben wollte. Immer wieder bin ich an dem Schaufenster vorbeigegangen, in dem sie standen, fand sie zu teuer, und nach ein paar Tagen habe ich sie dann schließlich doch gekauft. Aber das Verrückte ist: Ich habe sie nie angezogen, sondern sie in den Schrank gestellt, weil ich sie schonen wollte!

Ein paar einfache Tricks, die beim Entrümpeln helfen

1. Schreiben Sie sich vorher auf, was Sie behalten möchten. Und gehen Sie dann an Ihre Schränke. Was nicht auf Ihrer Liste steht, fliegt raus.

2. Geben Sie alles weg, was Sie in den letzten zwei Jahren nicht angezogen haben.

3. Haben Sie entschieden, dies oder jenes auszusortieren, dann machen Sie auf keinen Fall den Entschluss wieder rückgängig, wenn Ihnen durch den Kopf schießt: »Das hat ... « oder »Aber ... « oder »Das war ... «. Weg damit.

4. Wenn Sie können: Seien Sie hemmungslos. Wenn Sie erst mal mit dem Entrümpeln angefangen haben, bekommen Sie richtig Spaß daran.

5. Spenden Sie die Sachen einer Wohltätigkeitsorganisation, dann helfen Sie sogar noch ein paar Menschen damit.

6. Wenn Sie lieber an den Geldbeutel denken: Verkaufen Sie den Krempel auf dem Flohmarkt. Aber Vorsicht: Dort sehen Sie wieder viele Sachen, die Ihnen gefallen könnten.

7. Meiden Sie nostalgische Gefühle à la »Das habe ich angehabt, als Christian mich das erste Mal richtig groß ausgeführt hat«.

8. Prüfen Sie genau, ob Sie wirklich von Ihrem Hausrat alles doppelt oder sogar dreifach brauchen. Mit mehr als vier Töpfen und Pfannen kochen Sie sowieso nie.

9. Wenn es Ihnen hilft: Nehmen Sie jemanden dazu, der Sie bestärkt. Aber suchen Sie sich die oder den Richtigen aus. Wenn Sie zu zweit ganz gerührt vor Ihrem Zeug hocken, bringt es auch nichts.

10. Planen Sie für die Zukunft. Und überlegen Sie ab sofort, ob Sie eine Sache überhaupt erst in die Schublade stecken wollen oder nicht doch der Papierkorb der richtige Ort ist, in den sie wandern sollte.

Die Glücksforschung hat herausgefunden, dass eine Konzentration auf den Kauf von Objekten nicht glücklich macht. Nicht nur das: Sie wirkt geradezu glückvernichtend. Wir stecken unsere ganze Energie in das Vergleichen von Angeboten und Preisen, von Qualität und Prestige einer Sache und glauben, dass wir uns wirklich besser fühlen, wenn wir die zehnte Designerjeans im Schrank haben. Aber es stimmt nicht! Die Befriedigung ist längst nicht so vollkommen, wie wir erwartet haben, und selbst dieser halbgare Zustand ist viel kürzer, als es der Preis vorgegaukelt hat. Uns ist klar: Das Kaufversprechen hat sich nicht erfüllt. Wir gestehen es uns nur noch nicht ein.

Wenn dann noch eine wohlmeinende Freundin eine Bemerkung fallen lässt wie »Ich frage mich, ob diese Beinform wirklich ideal für dich ist« – dann ist es ganz aus. Dann tappen wir in die weit geöffnete Falle und kommen blitzschnell auf die scheinbar nahe liegende Lösung: Eine neue Jeans muss her. Wir tun einfach mehr vom Falschen. Und dann geht alles wieder von vorn los und einen neuen Pulli brauchen Sie auch noch, damit es perfekt wird, und so weiter und so fort.

Die Dinge dazwischen

Viele Sachen sind sehr nützlich, deshalb will ich auf keinen Fall jeden Kauf verdammen. Doch die Dinge stehen oft auch zwischen uns und dem eigentlichen Gefühl. Das ist wie bei Schuhen: Wir brauchen sie im Winter oder auf steinigem Boden. Aber darüber vergessen wir, wie schön es ist, barfuß zu laufen. Sie merken erst, wie empfindungsfähig Ihre Füße sind, wenn Sie barfuß über den Strand laufen. Wie angenehm es kribbelt, wie weich Ihre Haut dadurch wird. Aber es muss gar nicht der Strand sein: Ziehen Sie doch auch zu Hause öfter die Schuhe aus und gehen Sie barfuß. Denken Sie nicht daran, dass Ihre Fußsohlen ein bisschen schwarz werden, sondern genießen Sie das Gefühl des unmittelbaren Kontakts und des sicheren Stands.

Am schlimmsten ist es, wenn wir einen Gegenstand oder ein Kleidungsstück unbedingt haben wollen, weil wir glauben, dass wir dadurch nach außen hin einen bestimmten Status verkörpern. Selbst Kinder denken heutzutage schon so. Ein Freund meines Sohnes Noah beispielsweise wollte unbedingt ein neues Handy mit Kamerafunktion und allem sonstigen Schnickschnack haben, um vor seinen Freunden angeben zu können. Gerade einmal zwei Tage lang war er hochzufrieden damit. Doch dann hatte ein anderes Kind ein Handy, was noch eine Spur besser war als seins. Aus und vorbei war es mit dem Glücksgefühl. Das neue Handy war für ihn plötzlich wertlos, weil es den Zweck, den er sich erhofft hatte, nicht mehr erfüllte.

Man kann bei diesem Spiel niemals gewinnen, sondern nur verlieren. Denn Gegenstände sind immer etwas Äußerliches, sie können uns niemals so glücklich machen wie ein schönes Erlebnis, ein intensives Gespräch zu zweit, ein gemeinsamer Spaziergang oder sonst etwas. Das ist in uns und gehört wirklich zu uns.

Auf zu neuen Träumen

Sie sollten sich nicht nur von überflüssigen Klamotten, Möbeln, Nippes oder sonstigen Staubfängern befreien. Werfen Sie auch alte Einstellungen über Bord. Und zwar genau die, die Sie daran hindern, sich frei zu bewegen. Die Sie einengen und Ihre Mobilität einschränken. Schieben Sie das Problem nicht auf andere oder auf irgendwelche Umstände, die vielleicht nicht ideal sind. Es gibt keine idealen Verhältnisse. Sie werden sich immer in Situationen befinden, in denen Sie anecken oder Konflikte riskieren müssen, um Ihrem Leben eine andere Richtung geben zu können. Es gibt nicht den besten Moment, sondern nur einen: jetzt oder nie.

Hören Sie auf, sich Ausreden zurechtzulegen. »Wie soll denn das funktionieren?«, »Aber wer kümmert sich dann um das und das?«, »Was wird mein Mann/Freund dazu sagen?«, »Das machen die Kinder nie im Leben mit«, »Bei meiner besten Freundin hat es auch nicht geklappt«, »Das kann ich doch nicht, ich habe es schon x-mal versucht« – es klingt alles richtig, ist aber nur ein Vorwand, der Ihnen erlaubt, so weiterzumachen wie bisher.

Wissen Sie, was es bedeutet, wenn Sie schon ein paar Mal versucht haben, Ihr Leben zu ändern, und Sie haben es nicht geschafft? Es heißt nichts anderes, als dass bei Ihnen alles vollkommen normal ist! Bitte prägen Sie sich das gut ein! Es ist absolut normal. Und kein Zeichen von einer besonderen Schwäche oder Ihrer ganz speziellen persönlichen Unfähigkeit.

Wenn man seine lang gepflegten Einstellungen und Verhaltensweisen einfach so ändern könnte, wäre die Welt perfekt – und wahrscheinlich unerträglich. Aber so ist es ja nicht – zum Glück. Die Psychologen sagen, dass 25 Prozent aller guten Vorsätze nach durchschnittlich 15 Wochen scheitern. Normalerweise braucht man fünf bis sechs Anläufe, bis man eine kleine Veränderung tatsächlich geschafft hat. Und diese Vorphasen sind gut! Wir brauchen sie, weil wir uns nur langsam an einen neuen Zustand heranpirschen können. Wir hatten ja auch »gute Gründe« und viel Zeit, um uns in den alten hineinzumanövrieren. Also müssen wir für die Abkehr davon auch ein bisschen Geduld aufbringen.

Und manchmal ist die Zeit einfach noch nicht reif.

Sie kennen doch sicherlich einen oder mehrere Raucher, die jedes halbe Jahr und mit Vorliebe zu Silvester Stein und Bein schwören, jetzt aber wirklich das Rauchen aufzugeben. Besonders schön: die letzte Zigarette, die feierlich geraucht wird. Und nach ein paar Wochen hat man sie dann erwischt, wie sie wieder fleißig dabei waren. Aber irgendwann schaffen sie es dann doch. Bei mir war es genauso. Ich habe ordentlich geraucht, ungefähr 15 Stück am Tag. Ich war so abhängig, dass ich zum Beispiel beim Telefonieren immer eine Zigarette brauchte. Und wenn das Telefon klingelte und ich auf dem Weg zum Hörer keine Zigarette fand, bin ich nicht drangegangen. Und aufgehört habe ich nicht mal richtig von selbst, sondern nur, weil ich schwanger wurde. Das Ende der Raucherei habe ich dann aber schön zelebriert. Mit großem theatralischen Schwung habe ich eine volle Schachtel Zigaretten aus dem Fenster geworfen. Die landete dann in der Regenrinne! So habe ich noch eine volle Woche das Vergnügen gehabt zu sehen, wie sich die Schachtel und die Zigaretten nach und nach auflösten und vom Regen weggeschwemmt wurden.

Ich habe seitdem nie wieder geraucht, aber ich habe auch keine Probleme mit Rauchern. Im Gegenteil, ich rieche den Zigarettenrauch sehr gern. Außerdem freut's mich, wenn die Leute mich für eine Heldin halten, weil ich das Rauchen aufgegeben habe. Dabei hat es mir damals dann gar nichts ausgemacht.

Das Wichtigste, was man auf jeden Fall loswerden sollte, sind die negativen Einstellungen, die Angst oder besser die Verzagtheit. Es steckt in jedem von uns ein enormes Potenzial, das man mit ein bisschen Disziplin und Selbstwertgefühl ausschöpfen kann. Und befreien Sie sich von den falschen Träumen. Der richtige Traum ist der, in dem Sie nicht aussehen wie irgendein Starlet im Kino oder auf der Bühne. Träumen Sie davon, so auszusehen, wie Sie aussehen können. Tun Sie das, was nötig ist, um Ihren Körper wie einen Freund zu umarmen. Dann spielt es auch unter Bikini-Aspekten keine Rolle, ob Sie ein paar Kilo zu viel oder zu wenig haben.

Waren Sie schon mal in Kuba oder in Südamerika? Dann haben Sie bestimmt gesehen, dass die attraktiven Frauen dort keineswegs die Idealfigur nach den Maßstäben von Hollywood & Co haben. Aber wenn sie tanzen oder auch nur die Straße hinuntergehen, schwingen eine derartige Anmut und Lebensfreude mit, dass sie schön wirken und schön sind.

Der Wunsch, gut auszusehen, hängt auch damit zusammen, dass wir sexuell attraktiv sein wollen, erotisch und verführerisch wirken möchten. Das ist nur natürlich! Unnatürlich ist es aber, wenn man glaubt, man sei nur dann sexy, wenn alles straff ist und die Idealkurven aufweist. Die Verrenkungen, die man macht, um irgendwelche Stellen im entscheidenden Moment zu verbergen, wirken nicht nur albern, sie verderben einem auch den Spaß am Eigentlichen. Wenn Sie ständig damit beschäftigt sind, zu denken »Hoffentlich sieht er meine Schwangerschaftsstreifen nicht«, dann wird es schwer, die körperliche Nähe zu genießen.

Geben Sie sich lieber ganz dem Gefühl der Intimität und dem aufregenden Spiel der Liebe hin, als Ihre tatsächlichen oder eingebildeten Mängel in den Vordergrund zu rücken.

Andere Länder, andere Hintern

Als ich nach Miami kam, hatte ich keinen Po. In Florida leben ja viele Kubaner und die schauen einen anders an als die Deutschen. »Hey, was ist mit dir los? Du hast gar keinen Hintern, was ist dein Problem?«, haben sie mich gefragt. Und ich dachte damals, dass er fett wäre. Wer sich also nur nach den Schönheitsvorstellungen seines eigenen Kulturkreises richtet, wird, sobald er woanders hinkommt, damit konfrontiert, dass dort ganz andere Maßstäbe gelten. Da fällt ein fehlender Hintern sofort auf.

Hässliche Gedanken machen hässlich

Seltsamerweise verbindet sich gerade bei uns eine negative Lebenshaltung oft mit einem Hang zur Perfektion. Ich weiß nicht, ob Sie das schon einmal beobachtet haben. Aber der Wunsch, alles richtig, besonders schön und superordentlich zu machen und tadellos auszusehen, treibt uns dazu, den Blick auf die Fehler zu richten. Und wenn man scharf hinschaut, findet man natürlich überall Fehler, Mängel oder Lücken. Der Effekt liegt auf der Hand: Man gibt sich permanent unendlich viel Mühe und was man als Lohn dafür wahrnimmt, sind die schlechten Seiten des Lebens. Das Resultat: ständige Verdrossenheit. Herunterhängende Mundwinkel. Schärfer werdende Falten auf der Stirn. Verkrampfte Unterkiefer. Schauen Sie sich mal unter Ihren Bekannten um. Und schauen Sie sich selbst im Spiegel an. Stimmt's?

Eine negative Haltung macht nicht nur hässlich, sie macht uns auch schwach. Weil wir aus den falschen Dingen keine Kraft gewinnen. Im Gegenteil, sie lähmen uns, lassen uns klein werden.

Ich glaube fest daran, dass man das, was man ausstrahlt, auch zurückbekommt.

Und wenn's doch klappt, merkt's keiner

Können Sie sich noch an die letzten Olympischen Spiele erinnern bzw. an die Zeit davor? Was haben die Neunmalklugen und Stammtischler – inklusive einiger unserer besten Freunde! – für Katastrophen an die Wand gemalt? Nie im Leben würden es die Griechen schaffen, die Sportstätten rechtzeitig fertig zu bekommen. Und die U-Bahn auch nicht. Und wenn man nur an die Staus dächte. Und die Griechen selbst, völlig unfähig, so eine Sache zu stemmen. Überhaupt sollte man lieber gleich alles absagen …

Und was ist passiert? Gar nichts, außer dass alles wunderbar geklappt hat. Und wenn bis zur letzten Sekunde vor der Eröffnungsfeier noch gepinselt und gewerkelt wurde – macht doch nichts. Im Gegenteil: erfreulich, dass keiner Dienst nach Vorschrift gemacht hat. Und haben sich die Miesmacher bei den Griechen entschuldigt? Nicht dass ich wüsste.

Also, was lernen wir daraus? Selbst wenn alles eingetroffen wäre, was die Pessimisten und Negativprofis prophezeit hatten – hätte ihr Jammern irgendetwas genutzt? Hätte irgendjemand es noch ändern können? Nein. Aber wenn es so gekommen wäre, dann hätte man mit der Nörgelei im Vorfeld nur die Zeit der Tatenlosigkeit verlängert! Deshalb: Perfektionsdrang gepaart mit Pessimismus gehört zum Schlimmsten, was man sich antun kann.

Eine positive Grundhaltung nährt sich selbst, weil sie immer wieder den Blick auf das Schöne im Leben lenkt, auf die netten Kleinigkeiten, auf die heiteren Momente. Und das verbessert unsere Laune, bringt den Kreislauf in Schwung und – macht uns schön. Auch deshalb sind Diäten und dieses ganze Zeug Blödsinn, weil es zwecklos ist, sich ab Oktober gehen zu lassen und im Februar auf den Bikini hinzuhungern.

Der Respekt vor uns selbst verlangt, dass wir nett zu uns sind, sagen wir ruhig: dass wir uns lieb haben. Und deshalb eine Disziplin entwickeln, die uns Spaß macht und die so selbstverständlich wird wie Zähneputzen. Sie kennen ja wahrscheinlich das Sprichwort, dass dem Reichen immer mehr gegeben wird und dem Armen immer weniger. So sehe ich das auch. Wenn Sie sich mit Freude und Gesundheit »bereichern«, dann werden Sie immer noch mehr davon bekommen.

Natürlich gibt es echte Katastrophen im Leben, bei denen es schwer fällt oder unmöglich ist, irgendetwas Positives zu entdecken.

Ernste Krankheiten (eigene oder bei Familienmitgliedern und Freunden), Arbeitslosigkeit, gravierende finanzielle Probleme usw. – ich will gar nicht erst so tun, als ob man solche Sachen mit einem Lächeln lösen könnte.

Aber selbst in kritischen Situationen hilft es ein kleines bisschen, wenn man den Blick für das Schöne und eine gewisse Gelassenheit nicht ganz verloren hat. Zum Glück kommen echte Katastrophen, die einen völlig aus der Bahn werfen, eher selten vor. Dafür machen wir uns nur zu oft das Leben wegen Kleinigkeiten schwer, verheddern uns in selbst aufgestellten Fallen. Wir sind immer auf Achse, auf der Jagd nach Schnäppchen, nach mehr Informationen, flitzen in die angesagtesten Kneipen, treffen uns mit Leuten, die wir eigentlich nicht sehen wollen. Das alles kostet unendlich viel Energie, die uns für die wirklich wichtigen Sachen fehlt. Wir verpassen außerdem die kleinen Momente, die viel mehr wert wären, zum Beispiel der Anblick der ersten Schneeglöckchen. Ich erinnere mich oft daran, wie rundum glücklich ich war, wenn wir in Deutschland alle zusammen Erdbeeren gesammelt und hinterher jede Menge Gläser Marmelade eingekocht haben. Doch oft gelingt es uns nicht, solche Momente überhaupt zuzulassen. Wir schaffen keinen Ausgleich mehr zwischen Anstrengung und Entspannung.

Kürzlich habe ich von einer Studie der Allgemeinen Ortskrankenkassen (AOK) und der Sporthochschule Köln gelesen, die die Erholungsfähigkeit der Deutschen untersucht haben (dass es Erholungsfähigkeit als Forschungsthema gibt, ist an sich schon ein schlechtes Zeichen!). Dabei kam heraus, dass siebzig Prozent der berufstätigen Deutschen nicht in der Lage sind, sich richtig und rechtzeitig zu erholen. Sie stellen sich nach Feierabend nicht um und nutzen ihre freie Zeit nicht, um abzuschalten. Wobei mit Erholung nicht aktive Entspannung gemeint ist, also Fahrradfahren oder Spazierengehen. Viele packen alle Aktivitäten in den Urlaub oder aufs Wochenende – oder nehmen es sich zumindest vor. Das hat aber nicht dieselbe Wirkung wie regelmäßige kleine Entspannungs- und Erholungsaktionen. Im Gegenteil: Erholung »mit Gewalt« verursacht noch mehr Stress, weil der Körper nicht so schnell umschalten kann.

Frauen können sich besonders schlecht erholen. Kein Wunder, denn sie sind auch nach der Arbeit noch stark gefordert: durch Haushalt, Kinder und familiäre Belastungen. Die Zahlen sind erschreckend: »Nur« 63 Prozent der Männer, aber 74 Prozent der Frauen schieben die nötige Erholungsphase auf, sie nehmen sich ihre nötige Auszeit nicht früh genug.

Sie entspannen sich nicht, und das ist auf Dauer wirklich gefährlich. Denn unser Körper ist wie eine Maschine: Wenn sie dauernd auf Hochtouren läuft, geht sie kaputt. Und zwar ziemlich schnell.

Seien Sie aktiv!

An sich ist Stress ja nichts Schlimmes, im Gegenteil: Das Stressempfinden ist eine sinnvolle Einrichtung der Natur, um in Augenblicken der Gefahr oder der Veränderung erhöhte Aufmerksamkeit aufzubringen, die körperlichen Fähigkeiten zu stärken und sich an neue Anforderungen anzupassen. In den frühen Entwicklungsstufen der Menschheit war das ja eine prima Sache: Wenn man plötzlich einem wilden Tier gegenüberstand und das Leben nicht mehr allzu viele Aussichten bot, ging der Adrenalinspiegel hoch, alle Systeme schalteten auf Turbobetrieb – um entweder für einen Kampf gerüstet zu sein oder für eine schnelle Flucht. Und so oder so ähnlich reagieren wir auch heute noch, nur dass wir keinen wilden Tieren mehr begegnen, sondern Kollegen, Familienmitgliedern und uns selbst (der selbst gemachte Stress ist nämlich beinahe schlimmer als der andere).

Problematisch wird es, wenn die Stressphasen zum Dauerbrenner werden, Stress also keine Ausnahmesituation mehr ist, sondern uns von morgens bis abends beschäftigt. Wir mobilisieren – körperlich gesehen – permanent unser Hochspannungsreservoir, reagieren uns aber nicht ab, verbrauchen diese Energie nicht. Wir rennen beim täglichen Ärger mit der Schreibtischnachbarin nicht einmal um den Block, sondern schlucken den Frust herunter – und unser Leistungsmotor steht auf voller Power. Vielleicht ballern Sie ab und zu mal den Kugelschreiber durchs Büro oder schmettern den Stuhl an die Wand. Die meisten lassen das aber lieber bleiben, weil es zwar energiephysiologisch richtig wäre, sich aber nicht gehört, um es vorsichtig auszudrücken. Ich selbst schreie in solchen Situationen gern mal vor Wut, das geht aber auch nicht immer.

Jedenfalls macht uns dieser Daueralarmzustand psychisch und physisch krank. Er senkt die Immunabwehr, die Entstehung von Krankheiten wie Diabetes oder Übergewicht wird gefördert, der Anstieg von Blutdruck und Blutfettwerten begünstigt die Arterienverkalkung und damit den Herzinfarkt. Noch mehr grauenhafte Hinweise gefällig?

Die Devise heißt demnach: Hintern hoch, raus und jeden Tag einen flotten Spaziergang machen.

Allein, mit Hund, Kind oder Mann (dem täte es sicher auch sehr gut) oder eine Runde radeln oder was Ihnen sonst noch Spaß macht. Halbes Stündchen reicht schon. Wenn Sie meinen, dass das nicht funktioniert: Steigen Sie auf dem Nachhauseweg von der Arbeit eine Station früher aus und gehen Sie den Rest. Oder machen Sie Ihren Heimweg überhaupt mal zu Fuß, wenn es möglich ist. Sie werden staunen, wie schön das sein kann. Und welche neuen Wege und Winkel Sie entdecken können, wenn Sie nicht die Strecke gehen, die Sie schon drei Millionen Mal gefahren sind. Die Mutter einer Freundin macht das schon seit Jahren. Sie hat im Büro ein paar bequeme Treter stehen, steckt abends die Pumps in ihren Rucksack und macht sich auf den Weg. Nicht jeden Tag, aber doch zwei oder drei Mal in der Woche.

Wenn Sie ein bisschen darüber nachdenken, werden Sie jede Menge Gelegenheiten finden, um sich körperlich abzureagieren, ohne Aufwand, ohne Gedöns. Selbst wenn Sie nur ein paar Mal die Treppe rauf- und runterrennen, hilft das schon ein bisschen.

Seien Sie faul!

Wundern Sie sich nicht, wenn ich nach diesem Aufruf zur Aktivität sage: Seien Sie faul. Seien Sie noch fauler. So faul, wie Sie können. Und denken Sie nicht, dass ich zum Schmarotzertum oder so animieren will. Sondern zum Innehalten und zum Gasrausnehmen. Die Soziologen sagen dazu Entschleunigung, aber ich finde den Ausdruck Faulenzen eigentlich schöner. Weil er ein bisschen was Verbotenes an sich hat, weil er mich aber auch an meine Kindheit erinnert. An Tage, an denen ich nichts gemacht habe, wirklich nichts. In den Sommerferien bin ich manchmal den ganzen Tag im Schlafanzug herumgelaufen und habe die Stunden vollkommen ziellos vertrödelt. Ich versuche, mir dieses Gefühl auch heute immer mal wieder zu verschaffen. Manchmal gelingt es mir, oft auch nicht. Ab und zu bleibe ich am Wochenende mit den Kindern einen halben Tag im Pyjama, aber ganz so wie früher ist es für mich nicht.

Aber auf jeden Fall gilt:
Faulenzen ist gesund.

Kleine Übung zum Faulsein

Ich wette, Sie haben schon Schwierigkeiten damit, nur ein kleines bisschen faul zu sein. Setzen Sie sich mal hin und tun Sie dreißig Minuten lang nichts. Wirklich gar nichts. Untersuchen Sie die Tischdecke nicht auf Flecken, denken Sie nicht darüber nach, was Sie morgen kochen wollen. Machen Sie auf keinen Fall einen Plan für irgendwas. Lassen Sie die Gedanken dahin wandern, wohin sie wollen. Es wird Ihnen schwer fallen, das zu tun. Und selbst wenn Sie es schaffen, fühlen Sie sich wahrscheinlich nicht wohl dabei. Weil sich das heutzutage einfach nicht mehr gehört, nichts zu machen. Doch das sollten Sie wirklich mal üben.

Wir sind ja alle so verdammt effizient. Wir können während des Kochens telefonieren und beim Fernsehen bügeln und beim Einparken schon das Kleingeld für die Parkuhr rausfischen, mit der Kollegin reden und gleichzeitig die Akten sortieren oder die E-Mails lesen und Nachrichten hören und was sonst noch alles. Ich weiß, wovon ich rede, ich bin nämlich selbst eine Meisterin der Doppel- oder Dreifachbeschäftigung. Außerdem habe ich drei Handys, eins für Amerika, eins für Deutschland und eins für England, aber daran halten die Dinger sich nicht und deshalb klingeln sie auch oft gleichzeitig. Manchmal hilft nur, dass ich sie ganz unten in einer großen Handtasche vergrabe.

Dieser Effizienztick macht uns wahnsinnig, da bin ich ganz sicher. Weil alles schnell gehen muss, weil wir nichts mehr richtig tun, weil wir selbst die netten Sachen nicht genießen. Besonders blöd ist, dass wir einen Riesenaufwand betreiben, um es uns schön einzurichten, und dann mit Schwung alles versauen, weil wir uns gar nicht trauen, endlich mal nichts zu machen, uns zu entspannen. Die Minuten, in denen wir nichts tun, kommen uns sofort vergeudet vor, wir kriegen ein schlechtes Gewissen und suchen nach Beschäftigung. So weit ist es schon gekommen, und das ist doch wirklich absurd!

Die Welt wird immer komplizierter und selbst die banalsten Sachen gibt es in hundertfachen Variationen. Deshalb müssen wir ständig eine Auswahl treffen, sind immer ansprechbar und haben permanent den Eindruck, dass wir ganz schnell etwas entscheiden müssen und das komplette Pensum eben nur dadurch schaffen, dass wir zwei oder drei Dinge auf einmal tun. Auf Dauer überfordert das aber selbst die Hartgesottensten. In Amerika gibt es schon eine Gegenbewegung, die die Wonnen der Einfachheit wieder entdeckt hat; es gibt beispielsweise eine Zeitschrift namens *Real Simple*, die von leichten Kochrezepten bis hin zu Ratschlägen, wie man sich Entscheidungen einfacher macht, den gesamten Alltag abdeckt (die Auflage steigt ständig, weil der Bedarf immer größer wird). Auch in Deutschland treten die Verfechter einer einfachen Lebensweise stärker auf. Ich gehöre dazu.

Ich rede nicht vom Aussteigen oder dem Rückzug in ein kleines Dorf, in dem die Wasserversorgung noch per Brunnen läuft. Ich genieße die Bequemlichkeiten sehr, die mir eine hypermoderne Stadt wie Miami bietet. Trotzdem weiß ich ganz genau, dass das Glück nicht darin besteht, die Auswahl unter 23 abgepackten Brotsorten zu haben, die alle gleich schlecht schmecken, weil sie alle industriell hergestellt sind. Das Glück besteht darin, frei zu sein von solchem Ballast. Frei zu sein, um Kraft zu haben, die Dinge zu tun und zu leben, die wichtig sind.

Das Glück besteht darin, sich selbst zu lieben, so wie man ist, nicht als Spiegelbild fremder Träume, auferlegter Idealmaße und unrealistischer Hoffnungen.

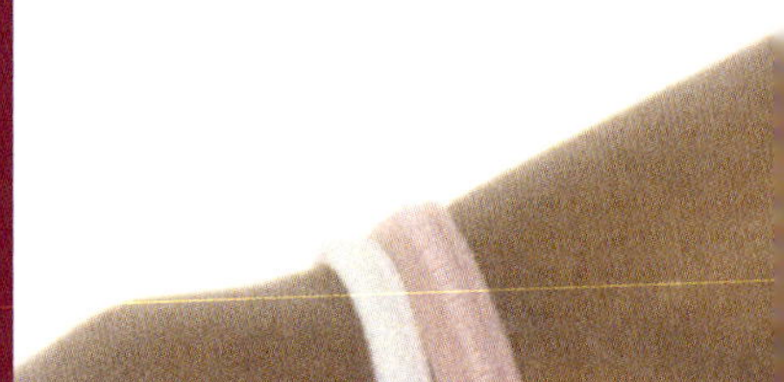

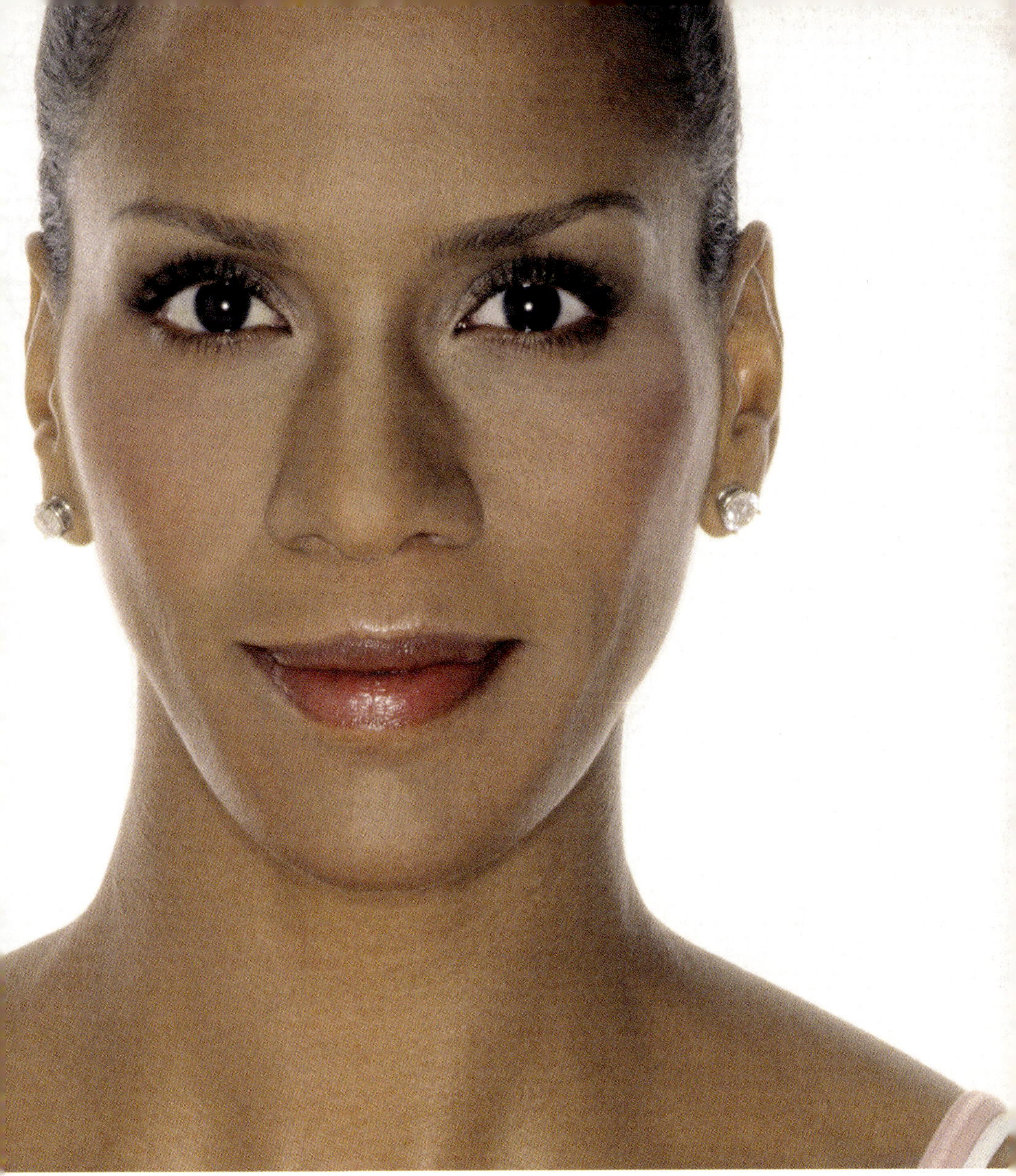

Simple Fitness Teil 2:

Fit und schön mit Pilates

Ich habe Ihnen schon eine Menge über mich und meine Einstellung zum Leben erzählt. Und darüber, wie ich zu meinem persönlichen Fitnessprogramm gekommen bin. Das war mir wichtig, damit Sie nachvollziehen können, worauf ich überhaupt hinaus möchte. Denn es hängt in erster Linie von der Einstellung ab, ob man fit wird, viel weniger von den technischen Details eines Programms.

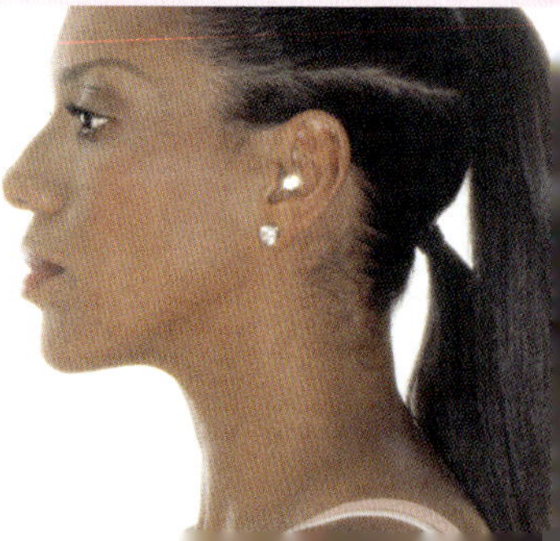

Gute Gründe für Pilates

Mein absolutes Lieblingstraining ist Pilates, es ist ein echter Energiespender für Körper und Geist. Ich finde Pilates einfach toll! Die Gründe liegen für mich auf der Hand:

1. Pilates ist ganzheitlich!

Das Programm konzentriert sich nicht nur einfach auf die Stärkung von ein paar Muskeln, sondern umfasst Körper, Geist und Seele – ohne dabei spirituell oder religiös zu sein.

2. Pilates kommt ohne Geräte aus!

Es gibt zwar einige Übungen für Geräte, Sie können aber auch ausgezeichnete Ergebnisse mit den Bodenübungen erzielen. Das hat einen großen Vorteil: Sie können die Pilates-Übungen überall machen – zu Hause, im Hotel, eventuell sogar im Büro.

3. Pilates braucht keine teure Ausrüstung!

Bequeme, locker sitzende Kleidung und eine Matte – zur Not geht's auch einfach auf einem nicht zu dünnen Teppich – reichen vollkommen aus.

4. Pilates wird nicht langweilig!

Sie sind nicht nur mit Ihrem Körper beschäftigt, sondern auch mental herausgefordert. Das ist der fundamentale Unterschied zu all den langweiligen Übungen im Fitnessstudio.

5. Pilates ist für jeden geeignet!

Ob Sie zwanzig oder sechzig Jahre alt sind, ob Sie das richtige Gewicht haben oder etliche Kilos zu viel mit sich herumschleppen – ganz egal, Pilates können Sie auf jeden Fall machen. Wenn Sie allerdings schwere Vorschädigungen an bestimmten Körperteilen haben, sollten Sie sicherheitshalber vorher einen Arzt fragen.

6. Pilates ist rundum gesund!

Sie belasten Ihre Gelenke nicht, wie etwa beim Joggen. Sie zerren nicht an Ihren Muskeln herum und Sie müssen Ihrem Kreislauf keine Höchstleistungen zumuten.

7. Pilates macht keinen Stress, sondern Spaß!

Weil Sie ganz und gar bei sich sind und Ihrem Körper etwas Gutes tun, was sich sofort bemerkbar macht. Außerdem bekommen Sie gute Laune. Das liegt an der besonderen Atemtechnik, die Sie beim Training einüben. Dadurch wird auch das Gehirn gut durchblutet, und das wirkt sich eben auch auf die Laune aus.

8. Pilates ist super-effizient!

Mit wenig Zeitaufwand erreichen Sie sehr schnell tolle Ergebnisse.

Pilates ist keine neue Erfindung, sondern schon rund hundert Jahre alt. Doch seit ein paar Jahren ist Pilates in den USA der absolute Trend und jetzt auch in Europa auf dem Vormarsch. Meine Yogalehrerin hat mich darauf aufmerksam gemacht und gesagt: »Du wirst damit beweglicher und es hilft dir, deine Rückenschmerzen loszuwerden.« Und so war es dann auch.

Pilates ist kein Kunstwort, sondern der Name seines Erfinders Joseph Pilates, eines Deutschen, der 1880 in der Nähe von Düsseldorf geboren wurde; 1926 wanderte er in die USA aus. Vereinfacht gesagt geht es bei Pilates darum, den natürlichen Muskelaufbau durch Dehn- und Streckübungen zu fördern und den Körper dadurch agil und geschmeidig zu machen. Pilates ist die perfekte Übungsform, um sich seines eigenen Körpers wieder richtig bewusst zu werden. Es streckt den Körper und speziell die Wirbelsäule, die bei uns Schreibtischhockern ja immer zusammengestaucht wird, es sorgt für schöne Proportionen und damit für eine richtig gute Figur. Das ist ja im Prinzip genau das, was wir alle wollen.

Keine Muskelberge, sondern einen schönen Katzenkörper!

Was ist Pilates überhaupt?

Joseph Pilates hat Elemente aus westlichen Gymnastikformen mit fernöstlichen Methoden, wie zum Beispiel Yoga oder Tai-Chi, kombiniert. Die religiöse Komponente fehlt. Der Schwerpunkt der Übungen liegt auf der Stärkung der Wirbelsäule und dem so genannten Powerhouse. So bezeichnete Pilates die untere Körpermitte zwischen Becken und Brustkorb. Für Menschen mit Rückenproblemen ist die Methode deshalb ideal. Übrigens auch für Frauen, die Probleme nach der Schwangerschaft haben oder einfach durch zunehmendes Alter unter einer erschlaffenden Beckenbodenmuskulatur leiden.

Bei Tänzern und Schauspielern genießt das Training schon lange einen sehr guten Ruf. Es leistet nämlich viel mehr, als nur den Körper fit zu halten. Es verschafft Selbstbewusstsein und Standfestigkeit. Auf der Bühne kommt es ja ganz entscheidend auf eine überzeugende Ausstrahlung, auf die Kontrolle des Körpers und die Beherrschung des Raums an, in dem man agiert.

Kontrolle ist übrigens
das Schlüsselwort.

Pilates nannte seine Methode ursprünglich Contrology, ein Fantasiewort, das so viel heißen soll wie »Lehre von der Kontrolle«. Das Buch, das Pilates über seine Methode veröffentlichte, hieß *Return to Life through Contrology* (Rückkehr zum Leben durch Contrology) und erschien 1945. Der erste Satz in diesem Buch lautet: »Körperliche Fitness ist die erste Voraussetzung fürs Glück.« Und das finde ich auch. Gerade heutzutage, wo wir berufsbedingt die meiste Zeit sitzend am Schreibtisch verbringen, müssen wir etwas dafür tun. Auch Pilates war der Ansicht, dass man sich dabei nicht täglich von einer Übung zur anderen quälen sollte. Wenn man nur vier Mal in der Woche ein Übungsprogramm durchzieht, wird man bereits nach drei Monaten enorme Auswirkungen auf Körper und Geist feststellen. Das war seine Überzeugung, und ich kann das voll und ganz bestätigen. Mit Pilates bekommt man seine natürliche Geschmeidigkeit zurück, man bewegt sich anmutiger und graziler – und das werden nicht nur Sie bemerken, sondern Ihre Mitmenschen auch. Verlassen Sie sich darauf.

In den USA gab es um Pilates einen Patentrechtsstreit, deshalb durfte der Name lange Zeit nicht offiziell verwendet werden. Das war ein großes Hindernis für die Verbreitung der Methode. Sicherlich der Hauptgrund, warum Pilates in den USA erst seit ein paar Jahren dabei ist, eine Massenbewegung zu werden. Wenn Sie übrigens Ausschau nach einem Studio oder einem Lehrer halten wollen, mit dem Sie zusätzlich zu diesem Buch Pilates üben können, dann sollten Sie im Telefonbuch oder im Internet auch unter den Begriffen Polestar, Body Control Pilates, Balanced Body, Stott-Methode, Winsor-Pilates oder P-Methode nachsehen. Das sind die anderen Namen, die für Pilates im Umlauf sind. Auf jeden Fall sollten Sie sich vorher genau erkundigen, welche Ausbildung der Trainer hat. Ein Pilates-Trainer sollte sicher mehr als hundert Stunden bei einem Lehrer gelernt haben, um es selbst unterrichten zu können. Fitnesstrainer, die noch schnell einen kleinen Kurs Pilates irgendwo absolviert haben, sind nicht für Sie geeignet.

Viele Leute sind der Ansicht, dass Pilates sehr viel Ähnlichkeit mit Yoga hat. Da ist etwas dran, aber es ist auf keinen Fall nur eine Kopie. Was einem besser gefällt, ist bestimmt auch Geschmackssache. Sie sollten es einfach ausprobieren.

Ich kann sagen, dass ich sehr von meinen Pilates-Übungen profitiert habe. Und es macht mir weiterhin großen Spaß!

Echte Erfolgsstory: die Geschichte von Pilates

Joseph Hubertus Pilates wurde 1880 in der Nähe von Düsseldorf geboren. Er war ein Kind mit einem sehr schwächlichen Körper und hatte mit vielen Krankheiten zu kämpfen. Unter anderem wurde er von chronischem Asthma und Rachitis geplagt. Er verfügte aber über eine außergewöhnlich starke Willenskraft und entdeckte, dass er seine Konstitution erheblich verbessern konnte, indem er viel Sport trieb. So begann er, sich mit Krafttraining, Tauchen, Skifahren, Gymnastik und Boxen zu beschäftigen. Er weitete sein Training so stark aus, dass er bereits mit 14 Jahren den Körper eines voll ausgebildeten Athleten besessen haben soll.

Pilates war derart vom Sport begeistert, dass er 1912 nach England übersiedelte, um seinen Traum zu verwirklichen und eine Karriere als Profiboxer zu verfolgen. Seinen Lebensunterhalt verdiente er unter anderem mit Unterricht in Selbstverteidigung für die Polizisten von Scotland Yard. Auch als Zirkusartist hat er kurze Zeit gearbeitet.

Bei Ausbruch des Ersten Weltkriegs wurde Pilates zusammen mit anderen Deutschen, die zu diesem Zeitpunkt in England lebten, in ein Internierungslager gebracht. Gegen den Lagerkoller und um sich selbst fit zu halten, begann er dort, mit seinen Leidensgenossen zu trainieren. Das trug wesentlich dazu bei, dass er seine Übungen nun in ein zusammenhängendes System bringen konnte. Und seine Methode schien tatsächlich den allgemeinen Gesundheitszustand im Lager zu verbessern. Die Grippeepidemie, die 1918 in England Tausende von Todesopfern forderte, ging trotz der schlechten Versorgung an den Internierten quasi spurlos vorüber.

Gegen Ende des Kriegs war Pilates als Sanitäter in einem Krankenhaus auf der Isle of Man tätig. Man erlaubte ihm dort, mit kriegsversehrten Patienten zu arbeiten. Pilates experimentierte mit selbst konstruierten Apparaten aus Holzgestellen und Bettfederungen zur Unterstützung des Trainings. Tatsächlich konnten die Ärzte nach einiger Zeit eine schnellere Besserung und gute therapeutische Erfolge bei den Patienten feststellen. Diese Experimente dienten als Vorbild für die Trainingsapparate, die Pilates zusätzlich zu seinem Bodentraining entwickelte.

Als der Krieg zu Ende war, ging Pilates nach Deutschland zurück und setzte dort seine Arbeit als Trainer fort. 1926 entschloss er sich, in die USA auszuwandern. Er kaufte sich eine Fahrkarte für die Überfahrt nach New York. Auf dem Schiff traf er Clara, die später seine Frau wurde. Die beiden ließen sich in New York nieder und gründeten dort ein Studio, in dem sie ihre selbst entwickelte Trainingsmethode zu lehren begannen. Pilates' ungewöhnlicher Ansatz sprach sich herum, vor allem

Tänzer und Tanzstudios wurden auf ihn aufmerksam. Nach einiger Zeit nahmen so berühmte Tanzkünstler wie Martha Graham und Georges Balanchine bei ihm Unterricht. Später machten sich auch Stars wie Katherine Hepburn, Lauren Bacall, Laurence Olivier, Gregory Peck und Michail Baryschnikow die Pilates-Methode zunutze.

1934 erschien Pilates' erstes Buch *Your Health* (Deine Gesundheit), in dem er allgemein seine Vorstellungen von den körperlichen Belastungen des modernen Lebens darlegte und einige Übungen bzw. schonende Körperbewegungen beschrieb. 1945 veröffentlichte er dann sein Hauptwerk *Return to Life through Contrology* (Rückkehr zum Leben durch Contrology), in dem er seine Bodenübungen vorstellte. Die Fotos zu den Übungen zeigen Pilates selbst beim Vorturnen. Zum Zeitpunkt der Aufnahmen war er immerhin schon 65 Jahre alt. Joseph Pilates erreichte bei bester Gesundheit das stolze Alter von 87 Jahren, was nicht zuletzt seinem intensiven Trainingsprogramm geschuldet sein dürfte.

Die von Pilates entwickelten Übungen wurden im Laufe der Jahrzehnte an neuere physiologische Erkenntnisse angepasst und erweitert. Heute gibt es rund 400 bis 500 Übungen. Und viele Hollywoodstars schwören auf den Effekt, den sie mit Pilates für ihre Präsenz vor der Kamera und auf der Bühne erreichen.

Pilates arbeitet mit dem Körper und nicht gegen ihn. Ich sage immer: »Es ist kein Work-out, sondern ein Work-in.« Es geht nicht darum, den Körper zu besiegen, das Äußerste aus ihm herauszuholen oder sich zu quälen. Sie werden nach einer Trainingssequenz deutlich merken, dass Sie Ihren Körper angestrengt haben, aber Sie werden nicht schweißgebadet und völlig ausgepumpt sein. Sie müssen sich nicht schinden, um etwas zu erreichen. Das Allerwichtigste sind regelmäßige Wiederholungen, Konzentration und die korrekte Ausführung der Bewegungsabläufe.

Das mag Ihnen vielleicht zu Anfang etwas seltsam vorkommen, wenn Sie anstrengende Trainingsprogramme mit viel Schweiß und Muskelkater gewohnt sind. Ich musste mich auch erst daran gewöhnen, dass ich plötzlich nicht mehr die maximale Leistung aus meinem Körper herausholen sollte. In diesem Training geht es stattdessen darum, einen natürlichen Bewegungsfluss zu schaffen, der beherrscht, aber nicht verkrampft sein soll.

Intensität und Dynamik werden langsam gesteigert.

So wachsen Sie allmählich in die Übungsabfolge hinein. Irgendwann beherrschen Sie einen kompletten Zyklus in einem geschmeidigen Ablauf. Ich sage es Ihnen gleich: Das dauert ein paar Wochen. Am Anfang werden Sie möglicherweise Probleme haben, die richtige Atmung und die Bewegungen miteinander zu koordinieren, aber das kommt schon. Nur Geduld!

Der Effekt ist jedenfalls enorm, unter anderem, weil Sie die Durchblutung Ihres Körpers verbessern. Pilates verglich das mit einer »inneren Dusche«, die den Blutstrom durch einen verstärkten Herzschlag bis in die allerfeinsten Kapillaren und Muskelfasern treibt und damit eine bessere Sauerstoffversorgung erzielt. Ein echter Energiespender, wirklich wahr. Eine Freundin von mir macht speziell an Tagen, an denen sie wichtige Termine hat, mindestens vierzig Minuten Pilates, komme, was da wolle, und egal, wie früh sie aufstehen muss. Sie sagt: »Ich bin einfach viel besser drauf, wenn ich meine Übungen gemacht habe. Und ich halte länger durch, bin bei den Gesprächen konzentrierter und kreativer.«

Noch eins vorweg:
Pilates können Sie sehr gut in Ihren Tagesablauf integrieren.

Ich bin Mutter von zwei Kindern und mein Leben bringt es mit sich, dass ich oft sehr viele Termine an sehr vielen verschiedenen Orten habe. Besonders vorteilhaft: Für Berufstätige ist das Programm Spitze! Sie können zu jeder Zeit und ohne großen Aufwand kurze Übungsphasen einlegen. Sie brauchen keine besonderen Geräte und auch keine spezielle Kleidung. Sogar im Büro können Sie schnell ein paar kurze Übungen in der Mittagspause machen. Und Sie brauchen keine Angst zu haben, hinterher erschöpft oder verschwitzt zu sein.

Das Einzige, was Sie unbedingt beherzigen müssen: Auch wenn es nur 15 Minuten sind, sollten Sie sich die Zeit ganz bewusst nehmen. Spulen Sie die Übungen nicht mal so eben zwischendurch ab, während Sie schon an Ihren nächsten Termin denken oder im Kopf Ihre Einkaufsliste zusammenstellen. Das hat überhaupt keinen Zweck. Da machen Sie in der Viertelstunde lieber etwas anderes. Seien Sie ganz bei sich, konzentrieren Sie sich und lassen Sie sich durch nichts ablenken. Stellen Sie das Handy ab und hängen Sie den Telefonhörer aus, klemmen Sie ein »Nicht stören«-Schild an die Tür und machen Sie sie schön fest zu.

Die wichtigsten Prinzipien

Sich die natürlichen Bewegungsmuster des Körpers zunutze zu machen ist das Prinzip, das hinter Pilates steht. Die Übungen setzen auf genau dosierte Kraftanwendung. Der Körper sollte nicht überfordert werden. Ein zentraler Gedanke von Pilates ist es, niemals mehr als die notwendige Kraft für eine Bewegung aufzuwenden. Qualität geht vor Quantität! Denn sonst bauen Sie nur äußerlich aufgeblähte Muskelmasse auf, die Ihren Körper steif und unbeweglich macht. Weil sie eben nicht aus seinen natürlichen Bewegungen erwachsen ist. Das Training hat mich dazu gebracht, an meine eigene Stärke zu glauben und dem Wissen meines Körpers zu vertrauen. Wichtig ist nur, dass Sie sich der Herausforderung der Konzentration stellen.

Sie müssen Ihr eigener Trainer werden und lernen, sich zu beobachten, auf Ihren Körper zu achten und bewusst an sich zu arbeiten.

Die grundlegenden Prinzipien der Pilates-Methode sind:

> Kontrolle
> Konzentration
> Genauigkeit
> Atmung
> Haltung/Zentrierung
> Koordination

In manchen Büchern finden Sie auch andere oder weitere Begriffe. Beispielsweise Bewegungsfluss, Entspannung, Ausdauer, Intuition usw. Das ist nicht ganz einheitlich geregelt und spielt letztlich auch keine Rolle.

Kontrolle ist gleichzeitig das Ziel und die Idee hinter dem ganzen Programm. Sie sollen in die Lage versetzt werden, eine perfekte Beherrschung aller Bewegungsabläufe Ihres Körpers zu erlangen. Muskeln, die Sie vorher nicht bewusst ansprechen konnten, von deren Existenz Sie vielleicht nicht einmal wussten, gehorchen am Ende Ihrer Willenskraft. Wenn das anfangs nicht klappt, machen Sie sich keine Sorgen. Wenn Sie dreißig oder mehr Jahre eine falsche Haltung pflegten und sich einseitig belasteten, dauert es eben eine Weile, bis Sie wieder alles im Griff haben.

Konzentration ist der Schlüssel zu allen Übungen. Der Geist muss vollkommen präsent sein, wenn Sie wirklich etwas von den Übungen haben wollen. Denn nur so können Sie die Verbindung zwischen Geist und Körper herstellen, die Ihnen hilft, die Kontrolle über Ihre Muskeln zu erlangen.

Genauigkeit ist absolut unentbehrlich, um effektiv zu trainieren. Da alle Bewegungen in einem Zusammenhang stehen, sollten Sie diese sorgfältig und ohne einen Teil auszulassen durchführen. Immer daran denken: Qualität vor Quantität! Bringen Sie's nicht einfach hinter sich. Denken Sie möglichst an alle Aspekte der jeweiligen Übung. Korrigieren Sie sich selbst. Eventuell können Sie auch vor einem Spiegel üben oder eine Freundin schaut zu und macht Sie auf Fehler aufmerksam.

Die richtige **Atmung** ist sehr wichtig, weil sie nicht nur die Durchblutung fördert, sondern auch wesentlich damit zusammenhängt, dass Sie aus Ihrer Mitte heraus agieren können. Joseph Pilates schrieb: »Das Atmen ist der erste Akt des Lebens – und der letzte. Unser ganzes Leben hängt davon ab. Wir können nicht leben, ohne zu atmen, und deshalb ist es besonders tragisch, wenn man die Millionen und Abermillionen von Leuten sieht, die nie die Kunst des richtigen Atmens erlernt haben.« Im normalen Alltag atmen wir meistens zu flach, nur im oberen Brustkorb. Das ist schlecht, weil wir nicht genügend Sauerstoff tanken. (Viele Leute haben Probleme mit den Stimmbändern oder dem Kehlkopf. Die Ursache besteht darin, dass sie falsch und zu flach atmen. Sie haben dann zu wenig Luft, pressen oft das letzte bisschen unter großem Druck raus und belasten dadurch die Stimmbänder extrem stark.) Eine richtige Bauchatmung ist auf jeden Fall besser. Bei Pilates praktizieren wir jedoch keine Bauchatmung, weil wir unsere Bauchmuskeln anspannen müssen. Wir atmen also auch hier in den Brustkorb, aber nicht in den oberen, sondern den unteren, rückwärtigen bzw. seitlichen Teil. Dazu mehr bei den Grundübungen ab Seite 95 und 100.

Die **Haltung** bzw. **Zentrierung** bezieht sich auf das »Powerhouse«, die Körpermitte, die in allen Übungen die Hauptrolle spielt. Die Energie, die uns zu koordinierten Bewegungen verhilft, entsteht nach Pilates in der Körpermitte und fließt von dort nach außen. Für die richtige Zentrierung der Körpermitte und der Wirbelsäule muss das Becken in eine bestimmte, die so genannte neutrale Position gebracht werden. Jede Übung beginnt damit, dass Sie sich über die richtige Position des Beckens und die Aktivierung des Powerhouse klar werden.

Koordination ist eine wichtige Aufgabe bei allen Übungen. Sie müssen viele Aspekte wie die richtige Haltung, die ruhig fließende Atmung, die das Powerhouse unterstützt, und häufig auch gegenläufige Aktionen der Arme und Beine koordinieren. Das alles bei möglichst gleichmäßigen, ineinander übergehenden Bewegungen. Zwischen den Übungen gibt es keine Pause, eine folgt ohne Unterbrechung fließend auf die anderen. Dahinter steht die Idee, dass es eigentlich keine isolierten Bewegungen einzelner Körperteile gibt. Deshalb hat es keinen Sinn, zum Beispiel nur bestimmte Armmuskeln zu trainieren.

Bewegungen müssen in ihrem natürlichen Umfeld im Zusammenhang mit anderen Bewegungen geübt werden. Jeder Muskel des Körpers soll im Zusammenspiel mit den anderen aktiv sein. Es gibt kein isoliertes Training einzelner Bereiche, höchstens besondere Schwerpunkte in einzelnen Übungen. Das Ziel dabei ist es, die Ausgeglichenheit des Körpers zu erreichen. Ein Muskel arbeitet viel besser, wenn er mit der Unterstützung seiner Nachbarn und der Körpermitte wirken kann. Sie werden lernen, alle Muskeln bewusst einzusetzen und dadurch eine anmutige und natürliche Bewegungsart gewinnen.

Obwohl Pilates den ganzen Körper trainiert, ist diese Methode für Menschen mit Rückenproblemen eine besondere Wohltat. Die Beweglichkeit wird sehr verbessert, Fehlhaltungen und Verspannungen werden so korrigiert bzw. vermieden. Pilates meinte: »Wenn deine Wirbelsäule mit dreißig Jahren steif ist, bist du alt. Wenn sie mit sechzig Jahren flexibel und beweglich ist, bist du jung.« Jetzt soll es wirklich genug mit dem Vorspann sein. Sie werden aber sicher verstehen, dass ich diesem Abschnitt so viel Platz eingeräumt habe.

Pilates erhält seine Wirkung dadurch, dass es mehr ist als eine einfache Abfolge von Übungen. Sie sollten sich die Philosophie dahinter immer wieder vergegenwärtigen, wenn Sie die Übungen durchführen.

Die Grundstellungen

Bei Pilates gibt es einige Grundstellungen, die in nahezu jeder Übung vorkommen. Ich erkläre sie vorab, damit die Beschreibung der einzelnen Übungen nicht zu lang wird.

Neutrale Beckenposition und neutrale Position der Wirbelsäule

Durch berufliche Belastungen, permanentes Sitzen und generell zu wenig Bewegung neigen wir dazu, unsere natürliche, neutrale Haltung der Wirbelsäule und des Beckens zu vergessen. Stattdessen stehen wir gebeugt oder im Hohlkreuz – was gleichermaßen schlecht für den Rücken und die Bandscheiben ist. Schauen Sie im Vorübergehen mal in eine Schaufensterscheibe oder sehen Sie sich im großen Spiegel an. Wenn Sie im Profil stehen, müsste Ihre Wirbelsäule eine sanft geschwungene doppelte S-Kurve ergeben. Meistens ist das aber nicht so, selbst wenn Sie bisher den Eindruck hatten, eine gute Haltung zu haben.

> Ihr **Po** sollte nicht herausstehen, der **Bauch** nicht besonders vorgewölbt sein (dabei geht es nicht darum, ob Po oder Bauch ein paar Pfunde zu viel haben, sondern um die Haltung als solche!).
> Die **Knie** sollten nicht ganz durchgestreckt sein.
> Ihr **Kinn** sollte weder nach unten noch steil nach oben zeigen.

- Wenn Sie sich von vorn ansehen, prüfen Sie, wie breit Ihre **Beine** auseinander stehen und ob Sie vielleicht die **Füße** nach innen oder nach außen kehren. Stehen Sie eingeknickt, sodass sich Ihr Becken verschiebt? Manchmal erkennen Sie geringe Fehlstellungen auch daran, dass Ihre Kleidung an den falschen Stellen Falten wirft, der Rocksaum eine schiefe Linie bildet usw.
- Das **Becken** befindet sich in der neutralen Position, wenn die beiden Beckenkammknochen (das sind die beiden oben und außen befindlichen Knochen Ihres Beckens) und das Schambein (das ist der Knochen über Ihrer Scham) auf einer Ebene sind. Das geht zwar auch im Stehen, aber für uns ist das neutrale Becken in der Rückenlage am wichtigsten.
- Legen Sie sich auf den Rücken, stellen Sie die Beine leicht angewinkelt auf, sodass die Oberschenkelmuskeln locker bleiben. Drücken Sie die Lendenwirbelsäule (den unteren Teil Ihrer Wirbelsäule) leicht gegen die Matte. Bringen Sie Schambein- und Beckenkammknochen auf eine Ebene, wie ein liegendes Dreieck. Stellen Sie sich vor, dass Sie auf dieser Fläche ein Glas Champagner balancieren, ohne dass ein Tropfen verloren geht.

Für alle Pilates-Übungen sind die neutrale Wirbelsäulenposition und das neutrale Becken enorm wichtig. Deshalb sollten Sie darauf ganz besonders achten.

Das Powerhouse

Eine zentrale Rolle bei jeder Übung spielt das von Joseph Pilates so genannte Powerhouse. Es handelt sich um die Körpermitte zwischen Brustkorb und Becken. Sie mobilisieren bzw. spannen dabei vier Muskelgruppen an:

1. **den quer verlaufenden Bauchmuskel:** Er liegt von allen Bauchmuskeln am tiefsten, schützt die darunter liegenden Organe und ist auch beim Atmen sehr aktiv;
2. **die schräg verlaufenden Bauchmuskeln:** Die oberen sorgen unter anderem dafür, dass der Oberkörper eine Einheit bildet, und sind sehr wichtig für die Seitenbeugung und Drehung des Rumpfs;
3. **die tief liegenden Rückenmuskeln:** Sie sind nötig, wenn wir uns aufrichten, zur Seite neigen oder die Wirbelsäule drehen. Darüber hinaus dienen sie dazu, die Lendenwirbelsäule und das Becken zu stabilisieren;
4. **die Muskulatur des Beckenbodens:** Sie besteht aus drei unterschiedlichen Strängen – der erste stützt die Organe im Bauchraum, der zweite kleidet den Beckenboden leicht geschwungen

aus, der dritte, der äußerste, verschließt das Becken. Die Beckenbodenmuskulatur macht Frauen oft Probleme, vor allem nach der Schwangerschaft und mit zunehmendem Alter. Die Muskeln erschlaffen, was unter anderem zu Harninkontinenz führt. Im Normalfall ist es schwierig, sie einzeln zu trainieren, weil einem das Gefühl für ihre Lage fehlt. Mit Pilates lässt sich dies einfacher bewerkstelligen, weil Sie die Muskeln im Zusammenhang mit den anderen kräftigen.

Wenn Sie bei den einzelnen Übungen Ihr Powerhouse aktivieren sollen, bedeutet das:

1. Nehmen Sie die **neutrale Beckenposition** ein.
2. **Spannen** Sie alle Bauchmuskeln und die Beckenmuskulatur an.
3. Ziehen Sie den **Bauchnabel** nach innen, den Beckenboden nach oben. Kneifen Sie die Muskeln entsprechend fest zusammen.
4. Spannen Sie dabei nicht den Po an! Die **Gesäßmuskeln** bleiben locker.
5. Vergessen Sie das **Atmen** nicht. Anspannung durch angehaltenes Atmen nützt nichts.

Es ist anfangs nicht ganz einfach, an alles zu denken. Aber machen Sie sich keine Sorgen, nach ein paar Versuchen klappt es schon. Sie werden merken, dass Sie sehr bald einen flacheren Bauch davon bekommen.

Die richtige Pilates-Atmung

Viele Menschen atmen heutzutage unbewusst falsch, indem sie beim Einatmen den Bauch einziehen und nur im Brustkorb atmen. Wenn das auch bei Ihnen der Fall ist, sollten Sie versuchen, sich das abzugewöhnen.

Bei den Pilates-Übungen atmen wir ebenfalls nicht in den Bauchraum, aber wir tun das bewusst. Wir lenken unsere Atmung in den unteren hinteren Brustkorb um.

Wir atmen ein durch die Nase, wir atmen aus durch den leicht geöffneten Mund. Wenn es Ihnen leichter fällt, können Sie sich vorstellen, durch einen Strohhalm zu blasen (aber nicht zu fest). Versuchen Sie, Ihren natürlichen Rhythmus zu finden. Achten Sie darauf, nicht zu tief und nicht zu langsam zu atmen.

Noch ein Tipp für alle Übungen: Versuchen Sie, ein freundliches Gesicht dabei zu machen.

Lächeln Sie. Das hilft, Verkrampfungen zu vermeiden – und Sie fühlen sich einfach noch ein bisschen wohler dabei.

14 Übungen zum Einstieg

Ich stelle Ihnen hier ein Programm mit insgesamt 14 Übungen vor.

Wenn Sie alle Übungen einigermaßen beherrschen, werden Sie dafür rund 45 Minuten benötigen. Es kann sein, dass Sie am Anfang etwas länger brauchen, weil Sie ja auch ab und zu ins Buch schauen müssen. Die 45-Minuten-Session ist ein Rund-um-Programm, das alle Muskelgruppen trainiert. Wenn Sie das zwei bis drei Mal in der Woche machen, reicht es vollkommen aus. Planen Sie diesen Termin fest in Ihr Wochen- bzw. Tagesprogramm ein. Von selbst und zwischendurch ergibt sich nämlich gar nichts. Das wissen Sie ja.

Wenn Sie weniger Zeit haben, sollten Sie wenigstens die Zwanzig-Minuten-Einheit absolvieren. Welche Übungen sich in der Kombination für das kleine Programm am besten eignen, lesen Sie auf Seite 156.

Noch etwas zu den Benennungen:

Wenn Sie schon mal mit jemandem über Pilates gesprochen haben, ist Ihnen vielleicht aufgefallen, dass es sowohl englische als auch deutsche Namen für die Übungen gibt. Pilates selbst hat seinen Übungen englische Bezeichnungen gegeben, da er zu dem Zeitpunkt, als er sein Buch veröffentlichte, bereits in den USA lebte. Es gibt aber keinen Grund, auf die deutschen Namen zu verzichten, zumal sie für viele einfacher zu verstehen sein dürften. Sie finden also bei mir beide Bezeichnungen nebeneinander. Lediglich das Powerhouse bleibt bei seinem englischen Namen.

Was Sie benötigen:

> Sie brauchen nur eine Gymnastikmatte oder eine ähnliche Unterlage. Ziehen Sie bequeme, locker sitzende Kleidung an. Sie können die Übungen mit oder ohne Socken durchführen, achten Sie aber darauf, dass Sie mit den Füßen festen Halt auf dem Boden finden und nicht rutschen.

- Sie brauchen Ruhe, um sich auf die Übungen konzentrieren zu können. Achten Sie darauf, dass Sie nicht gestört werden. Stellen Sie das Telefon bzw. das Handy ab. Falls Sie nicht allein wohnen, hängen Sie ein Schild an die Tür »Bitte draußen bleiben«.
- Seit der letzten Mahlzeit sollten mindestens zwei Stunden vergangen sein.
- Machen Sie die Übungen nicht, wenn Sie unter Zeitdruck stehen oder eigentlich keine Lust haben. Versuchen Sie, sich ganz den Übungen zu widmen. Schieben Sie alles aus Ihrem Kopf, was Sie ablenkt. Konzentrieren Sie sich auf Ihren Körper, auf Ihre Atmung, auf den Wechsel von Spannung und Entspannung. Dann profitieren Sie am meisten von Ihrem Training.

**Und vor allem:
Übertreiben Sie am Anfang nicht.
Machen Sie lieber weniger Übungen, führen Sie diese dafür aber ganz korrekt durch.**

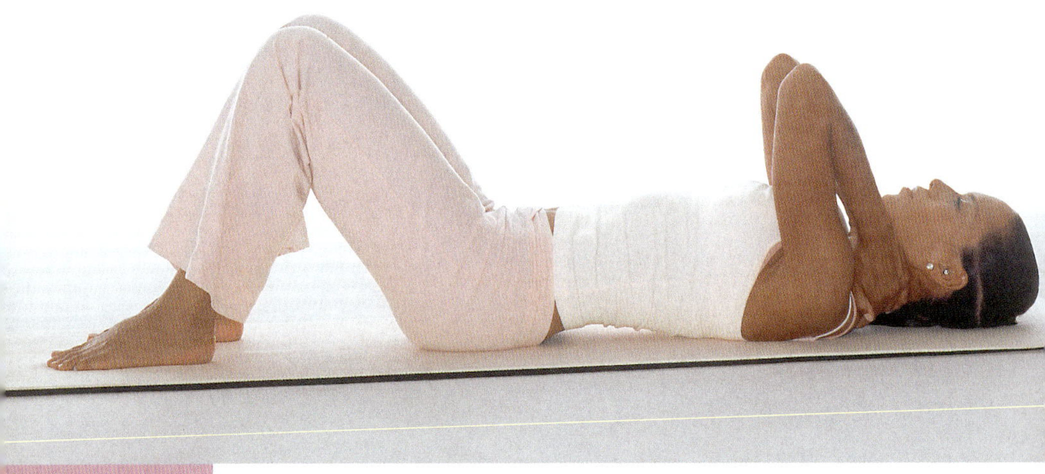

Die Beckenschaukel
Pelvic Swing

Die Übung

- Legen Sie sich auf den Rücken, winkeln Sie beide Beine an. Die Arme bleiben neben dem Körper liegen.
- Ziehen Sie mit dem Ausatmen die Beckenbodenmuskulatur nach oben. Ziehen Sie den Bauchnabel ein in Richtung Wirbelsäule. Sie spüren, wie sich die unteren Rippenbögen zusammenziehen.
- Lenken Sie Ihren Atem in den unteren, hinteren Brustkorb, also unter die Schulterblätter und in die Flanken, um. Atmen Sie mehr in die Breite als in die Höhe.
- Drücken Sie die Schulterblätter sanft auf den Boden, lassen Sie Ihre Brust breit werden.
- Stellen Sie sich vor, Ihr Bauchnabel sei der Nordpol, Ihr Schambein der Südpol. Kippen Sie Ihr Becken sanft zwischen diesen beiden Polen hin und her. Die Bewegung ist weich und fließend. Rollen Sie im unteren Rücken Wirbel für Wirbel auf und ab.
- Pendeln Sie sich langsam ein in die neutrale Beckenposition. Schambein und Beckenknochen befinden sich auf einer Ebene. Zwischen der Lendenwirbelsäule und dem Boden bleibt ein kleines bisschen Luft.
- Legen Sie die Hände auf den Bauch, sodass Sie mit den Daumen die untersten Rippen spüren.
- Die Bauchspannung bleibt auch während des Einatmens erhalten.

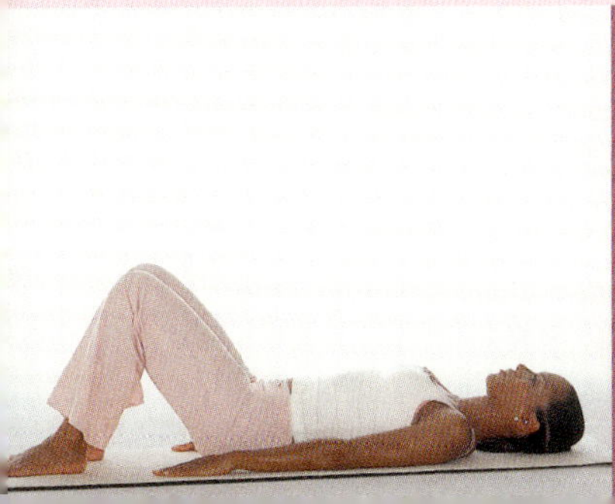

So aktivieren Sie das Powerhouse. Machen Sie die Übung ca. acht Mal.

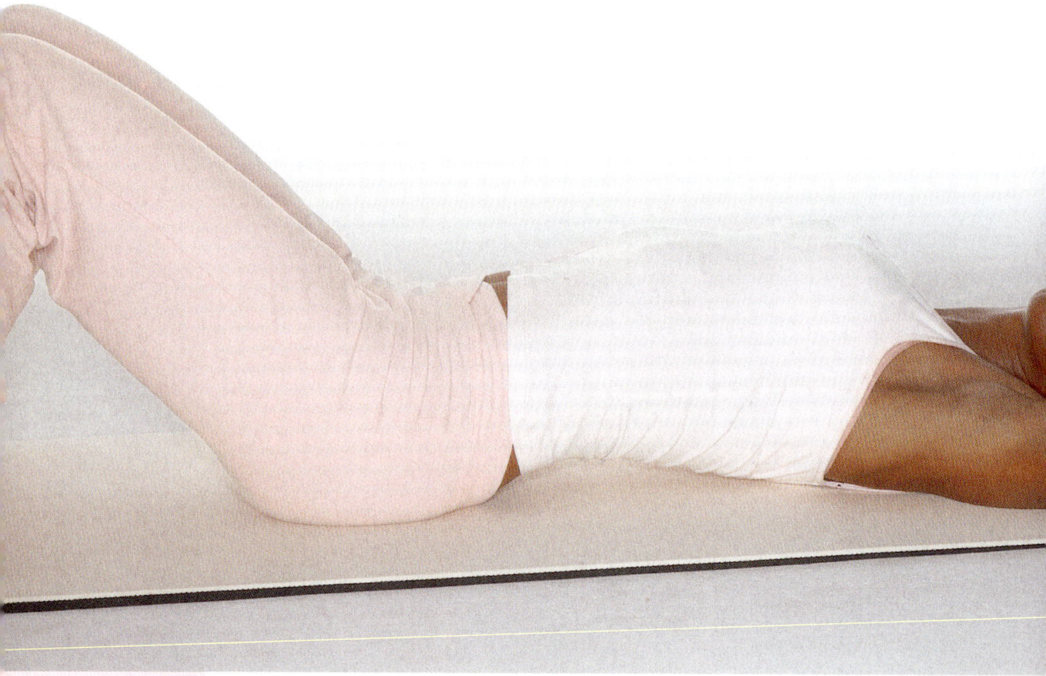

Mein persönlicher Tipp

Am Anfang ist es nicht einfach, alles gleichzeitig zu bedenken. Lassen Sie sich davon nicht entmutigen. Mit der Zeit wird es aber sicher sehr gut funktionieren. Wichtig ist, dass die Atmung während der Übungen fließt und nicht angehalten wird.

Achtung

- Spannen Sie nicht die Pobacken an. Das zieht die Kraft vom Powerhouse ab.
- Die Schaukelbewegung des Beckens ist klein. Es kommt nicht auf den Umfang der Bewegung an, sondern auf das Abrollen von einem Wirbel zum anderen.
- Achten Sie darauf, dass Sie nicht den Nacken überstrecken. Ihr Hinterkopf liegt breitflächig auf der Matte. Wenn es angenehmer für Sie ist, legen Sie sich ein flaches Kissen unter den Kopf.

Der Effekt

- Sie lernen, die pilatestypische Form des Beckens und des Rückens zu finden.
- Sie üben die Brustatmung sowie das Spannen der Bauchdecke und des Beckenbodens.
- Sie erspüren die untersten Wirbel und trainieren ihre Beweglichkeit. Es fällt Ihnen dadurch auch leichter, Verspannungen früher zu bemerken und zu lösen.

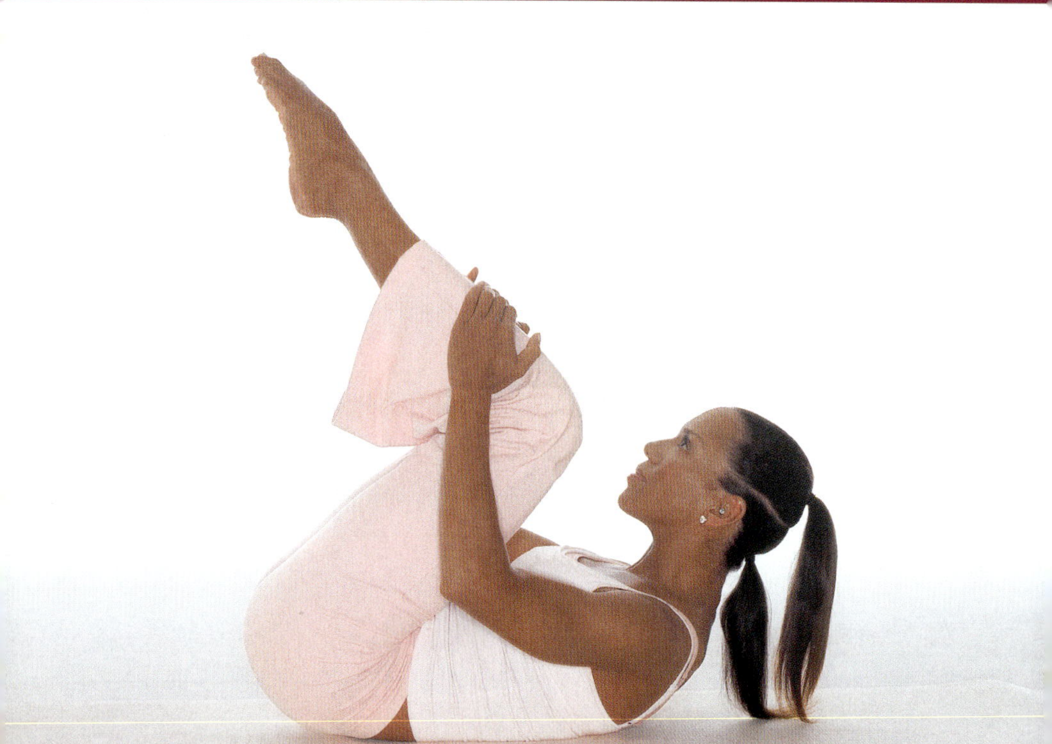

Rollen wie ein Ball
Rolling like a Ball

Die Übung

- Setzen Sie sich hin, stellen Sie die Beine locker auf und heben Sie dann Ihre Füße vom Boden.
- Fassen Sie mit beiden Händen auf die Schienbeine oder an die Rückseite Ihrer Oberschenkel (nicht in die Kniekehlen).
- Heben Sie Nacken und Kopf ein wenig an.
- Aktivieren Sie das Powerhouse, indem Sie die Bauchmuskeln anspannen und den Bauchnabel nach innen in Richtung Wirbelsäule ziehen.
- Machen Sie die Wirbelsäule rund, wie ein großes C. Das Körpergewicht liegt hinter den Sitzhöckern.
- Mit der Einatmung rollen Sie bis zur Hälfte nach hinten, mit der Ausatmung rollen Sie nach oben.
- Sie spüren, wie jeder Wirbel einzeln auf und ab rollt.
- Nach der letzten Übung stellen Sie die Beine sanft auf den Boden.

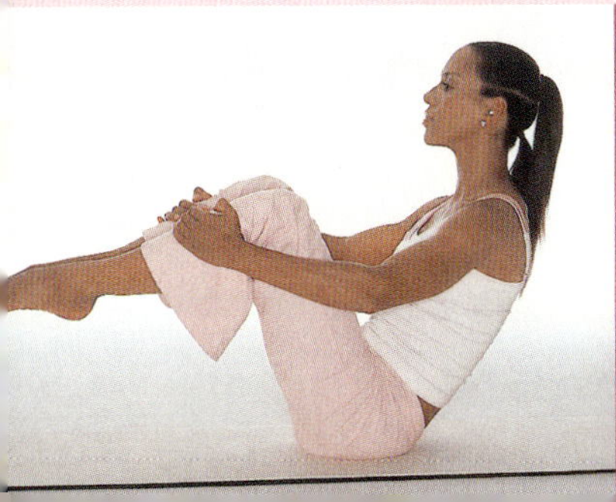

Insgesamt ca. acht bis zwölf Mal.

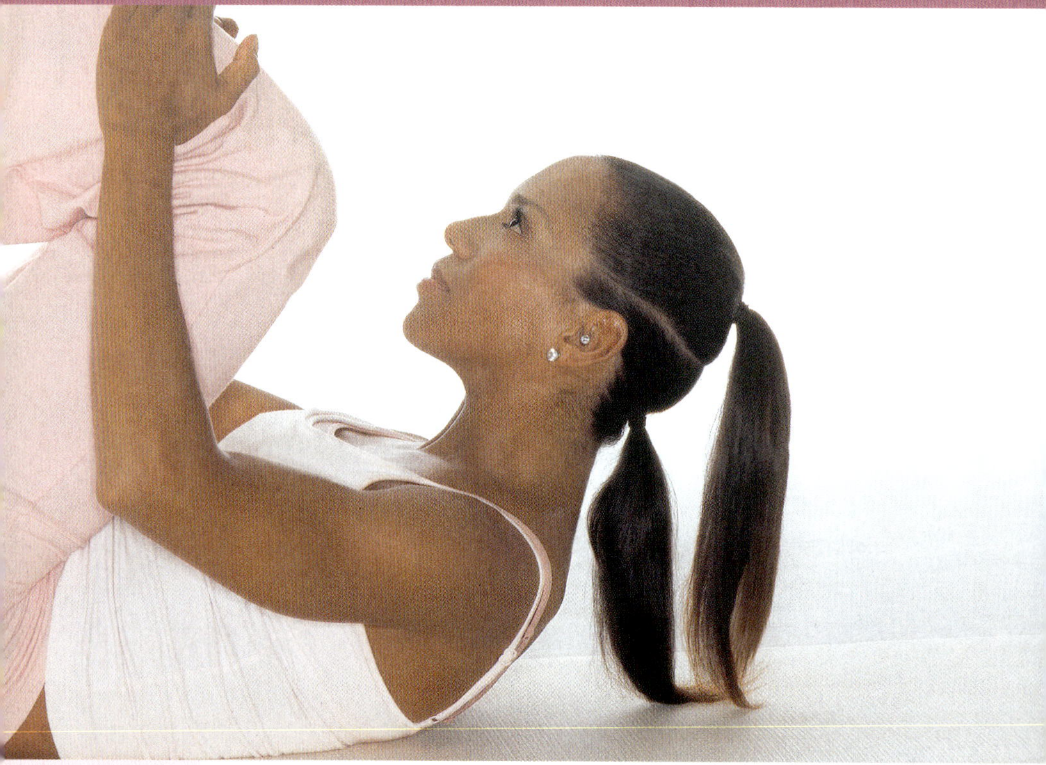

Mein persönlicher Tipp

Ich habe selbst öfter Rückenprobleme und bin im unteren Rücken nicht so beweglich. Deswegen trainiere ich meistens die einfachere Variante und unterstütze mich, indem ich die Hände auf die Rückseite der Oberschenkel lege. Die Übung erfordert hohe Konzentration und sieht leichter aus, als sie ist.

Achtung

- Kopf und Nacken berühren während der Übung nicht den Boden; nicht auf den Nacken rollen, sondern bei den Schulterblättern stoppen.
- Der Rücken bleibt während der gesamten Übung gerundet.
- Der Winkel zwischen Ober- und Unterschenkel muss stets gleich bleiben, ebenso der Abstand zwischen Knie und Brust.
- Werden Sie nicht zu langsam, sonst kommen Sie nicht mehr hoch.
- Versuchen Sie, möglichst fließende Bewegungen auszuführen. Ziehen Sie nicht an Ihren Beinen, sondern holen Sie die Kraft aus dem Powerhouse, rollen Sie ohne Schwung.

Der Effekt

- Sie mobilisieren die Wirbelsäule und lösen Verspannungen.
- Sie trainieren das Zusammenspiel der Kräfte von Bauch und Rücken.
- Sie stärken Ihren Gleichgewichtssinn.

Variante

Wenn Sie die Übung zunächst nicht gut beherrschen, legen Sie die Hände nicht an die Schienbeine, sondern fassen Sie an die Rückseite Ihrer Oberschenkel (nicht in die Kniekehlen).

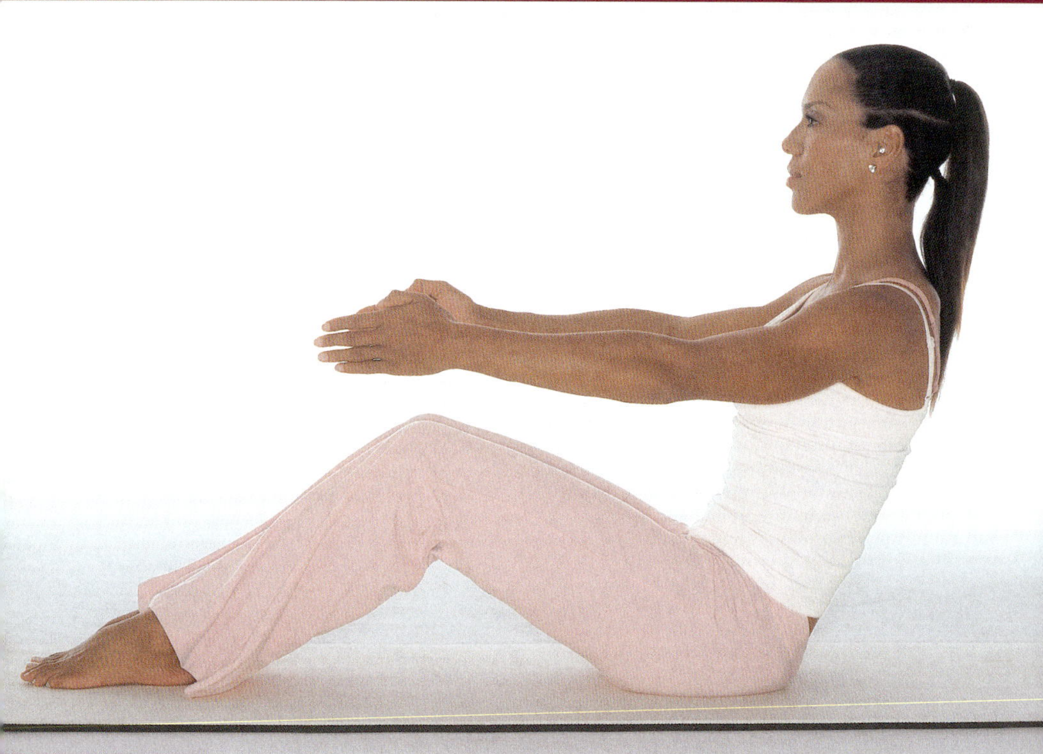

Halb aufrollen

Half Roll-Up

Die Übung

- Setzen Sie sich auf die Matte und winkeln Sie Ihre Beine an.
- Stellen Sie Ihre Füße fest auf den Boden, nehmen Sie die Knie leicht zueinander.
- Strecken Sie die Arme in Brusthöhe nach vorn aus.
- Aktivieren Sie Ihr Powerhouse.
- Mit der Ausatmung rollen Sie langsam bis zur Hälfte nach unten, dort atmen Sie ein.
- Mit der Ausatmung kommen Sie langsam wieder hoch, atmen oben ein und rollen dann langsam mit der Ausatmung wieder bis zur Hälfte nach unten ab.
- Die Wirbelsäule ist gerundet wie ein großes C, das Gewicht liegt immer hinter den Sitzhöckern.

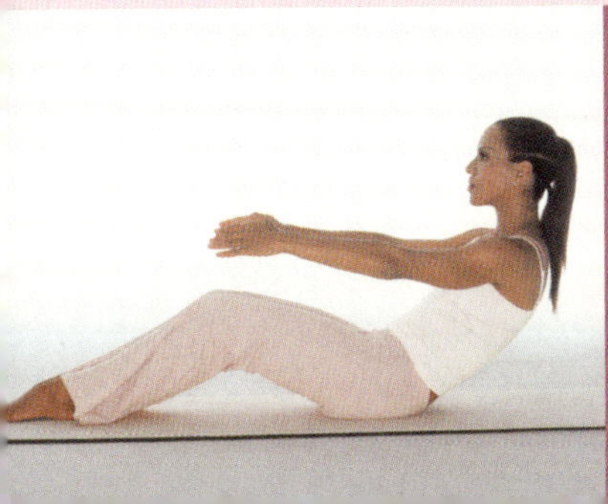

Insgesamt ca. acht bis zwölf Mal.

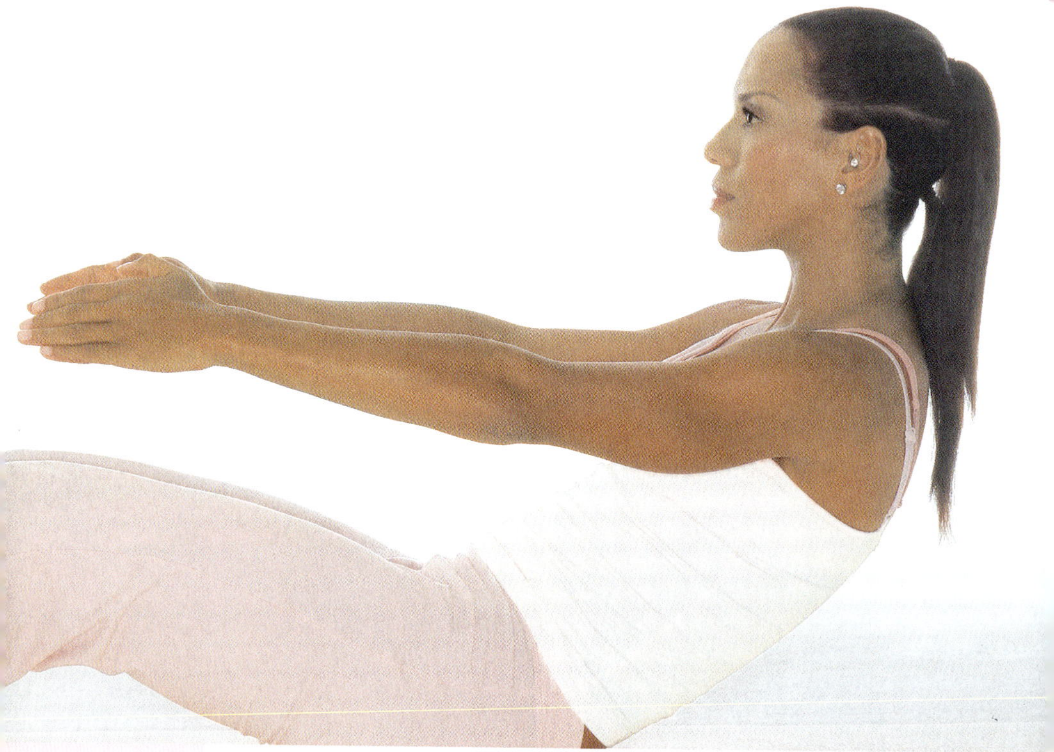

Mein persönlicher Tipp

Wenn Sie merken, dass die Spannung nachlässt, gehen Sie nicht mehr so weit nach unten.

Achtung

- Die Kraft kommt aus der Bauchspannung, nicht etwa aus einem Schwung heraus.
- Versuchen Sie, die Übung ganz kontrolliert und korrekt durchzuführen.
- Auch wenn die Arme in Brusthöhe nach vorn gestreckt sind, bleiben die Schultern nach unten gesenkt und der Hals lang.

Der Effekt

- Sie mobilisieren die Wirbelsäule und lösen Verspannungen.
- Sie trainieren das Zusammenspiel der Kräfte von Bauch und Rücken.
- Sie stärken Ihren Gleichgewichtssinn.

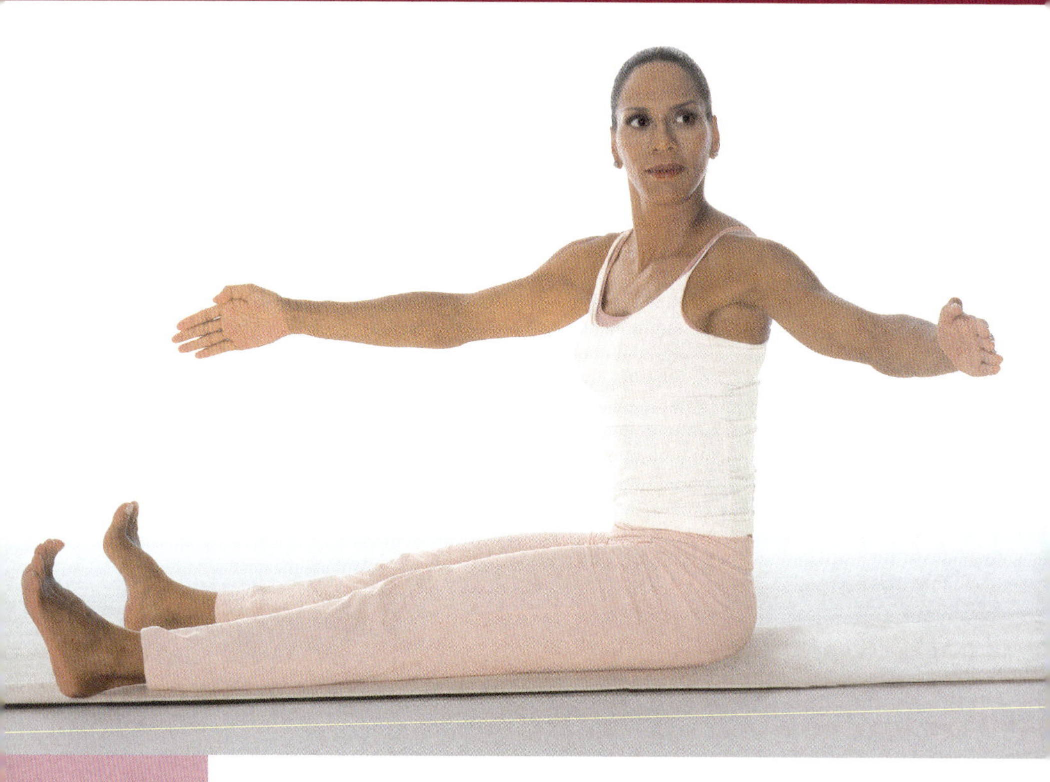

Wirbelsäulendrehung
Twist

Die Übung

- Setzen Sie sich aufrecht auf die Matte, die Beine sind hüftbreit gespreizt.
- Ziehen Sie die Fußspitzen zum Körper.
- Strecken Sie die Arme seitlich von sich, aber nicht zu weit nach hinten. Sie müssen beim Geradeausschauen beide Arme noch in den äußeren Augenwinkeln sehen können.
- Denken Sie sich lang und nach oben gestreckt. Die Schulterblätter fließen nach unten. Gehen Sie nicht ins Hohlkreuz.
- Drehen Sie sich mit der Ausatmung zur Seite.
- Halten Sie dabei die Bauchmuskulatur gespannt, ziehen Sie den Nabel nach innen.
- Mit der Einatmung kommen Sie wieder zurück.
- Dasselbe zur anderen Seite: mit der Ausatmung zur Seite drehen, mit der Einatmung zurück zur Mitte kommen.
- Die Schultern bleiben unten.
- Po und Becken bleiben die ganze Zeit fest auf dem Boden.
- Die Dynamik der Drehung kommt aus dem Powerhouse, nicht aus den Armen.

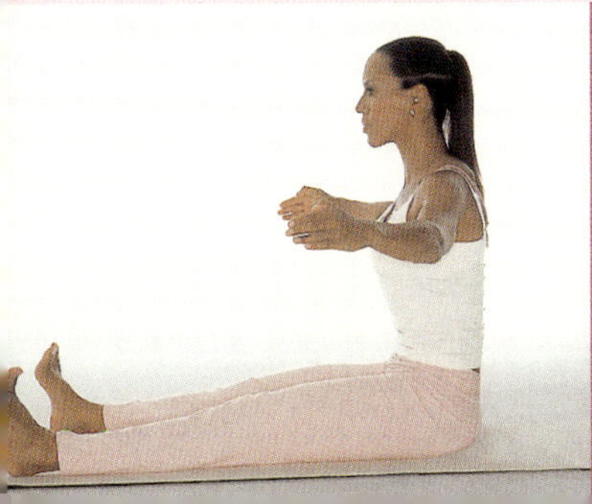

Jede Seite fünf Mal.

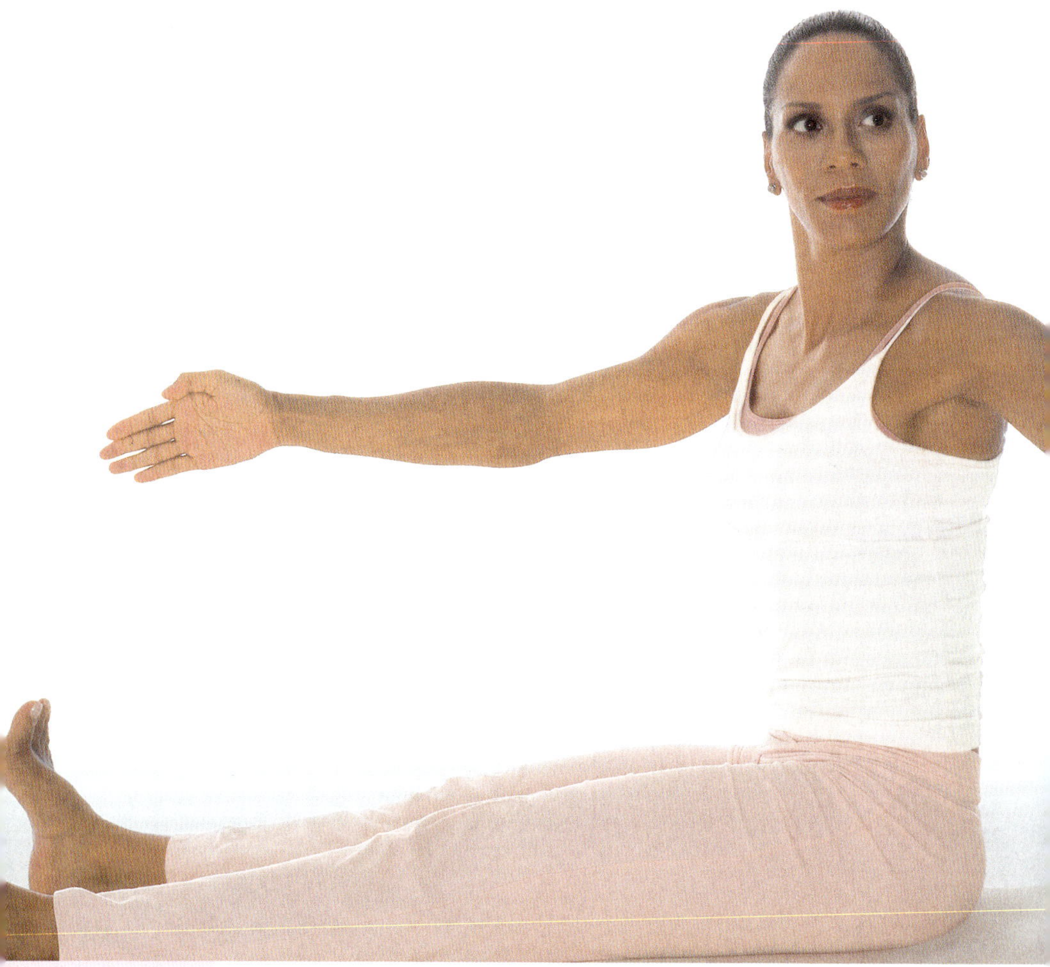

Mein persönlicher Tipp

Ich stelle mir immer vor, dass ich noch länger werde und wie eine Marionette am Scheitel nach oben gezogen werde. Vor allem meine Taille zieht sich noch mehr in die Länge.

Achtung

- Drehen Sie sich wirklich aus dem Rumpf, schieben Sie nicht nur eine Schulter vor.
- Wenn Sie aktuell unter starken Beschwerden im Rücken leiden, sollten Sie diese Übung nicht durchführen.
- Wenn Sie eine stark verkürzte Rückenmuskulatur haben oder verkürzte Muskeln der Beinrückseite, können Sie ein flaches Kissen unter den Po schieben.
- Die Fußspitzen bleiben herangezogen, die Beine ausgestreckt immer in derselben Position.
- Falls sich Ihre Beine mitbewegen, dann müssen Sie sich im Becken besser stabilisieren.

Der Effekt

- Sie dehnen die rückseitige Beinmuskulatur.
- Sie dehnen die Wirbelsäulenmuskulatur.
- Sie stärken Ihre Taille.

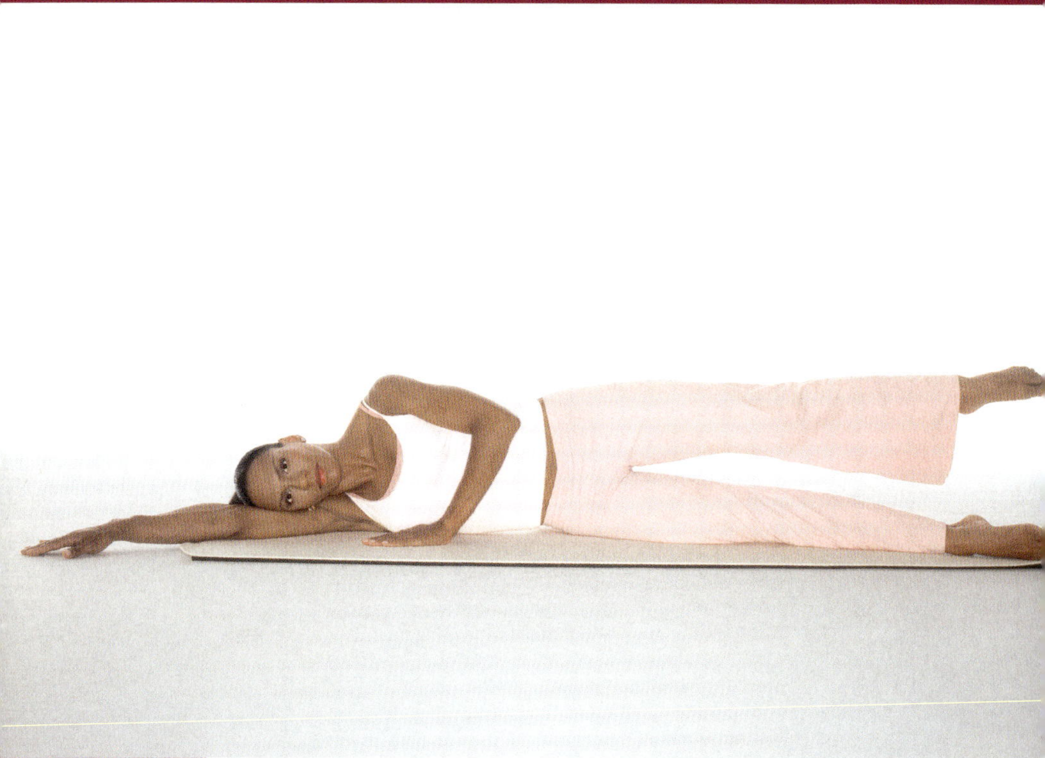

Heben und Senken des Beins in Seitenlage

Side Kick Up and Down

Die Übung

- Legen Sie sich ausgestreckt auf die Seite.
- Stützen Sie den oberen Arm vor sich auf den Boden. Der Unterarm ist im rechten Winkel abgewinkelt.
- Beide Beine sind gestreckt, das untere Bein liegt etwas vor dem oberen, der Fuß wird fest auf den Boden gedrückt. Das obere Bein bildet die Verlängerung der Wirbelsäule.
- Mit der Ausatmung das obere Bein anheben.
- Mit der Einatmung das Bein senken.
- Die Aufwärtsbewegung dauert genauso lang wie die Abwärtsbewegung.
- Die Taille bleibt während der gesamten Übung angespannt und berührt nicht den Boden.
- Das Becken muss sehr ruhig und senkrecht zum Boden positioniert bleiben. Der Abstand zwischen Rippen und Becken muss immer gleich bleiben.
- Lassen Sie Ihren Bauchnabel die ganze Zeit eingezogen.
- Wenn Sie mit dem ersten Bein fertig sind, winkeln Sie Ihre Beine an, stützen sich mit der Hand ab, kommen langsam hoch und lassen sich auf die andere Seite sinken.

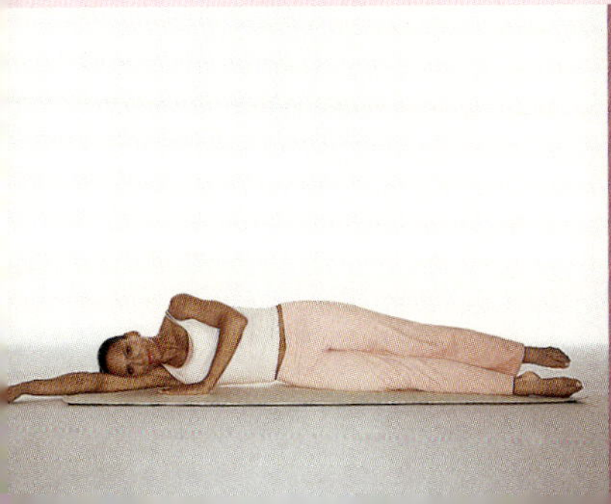

**Jedes Bein
sechs bis acht Mal.**

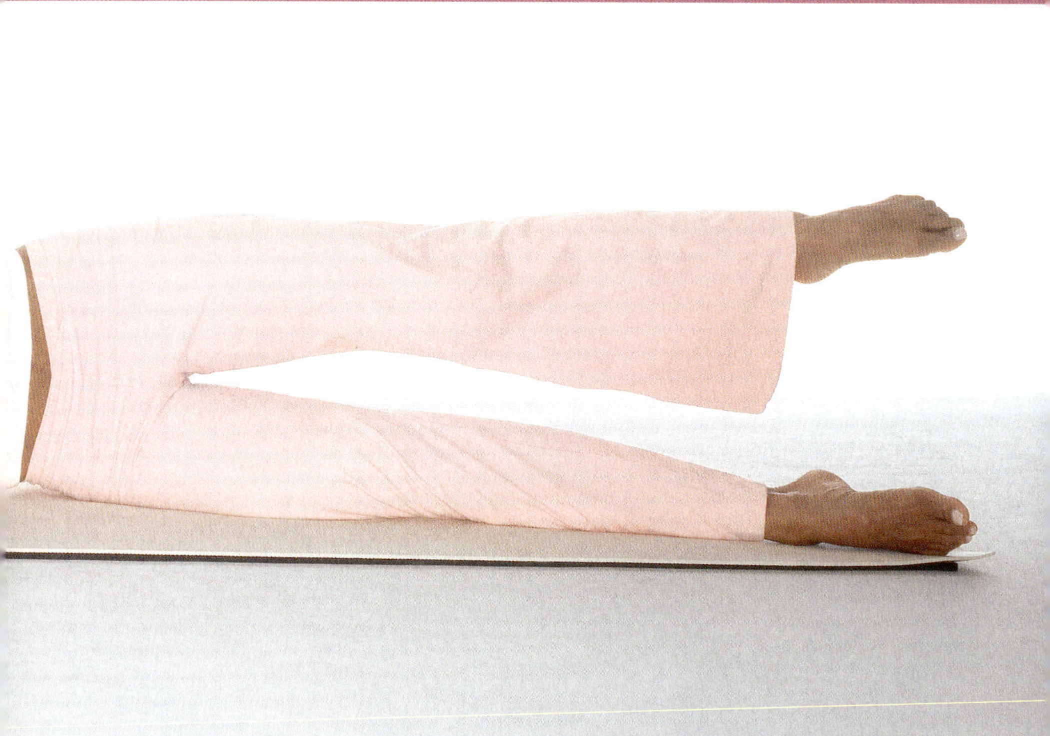

Mein persönlicher Tipp

Stellen Sie sich außerdem vor, dass sich Ihr oberes Bein bis zu den Fußspitzen in die Länge zieht. Diese Übung gehört zu meinen Lieblingsübungen, weil man den Effekt genau im Po und in den Oberschenkeln spürt.

Achtung

- Gehen Sie nicht ins Hohlkreuz.
- Verspannen Sie sich nicht in dem Bemühen, das Gleichgewicht zu halten.
- Kippen Sie nicht nach vorn.
- Die Hand vorn dient nur der Balance, nicht zum kräftigen Abstützen.
- Machen Sie – vor allem am Anfang – alle Bewegungen nur so groß, dass Sie nicht ins Wackeln kommen.
- Kontrollieren Sie immer wieder Ihre Position.

Der Effekt

- Sie kräftigen die Gesäßmuskulatur und die äußere Oberschenkelmuskulatur.
- Sie trainieren Ihr Gleichgewichtsgefühl.

Variante

- Zeichnen Sie mit dem angehobenen Bein sechs bis acht Mal einen Kreis in die Luft.
- Es kommt nicht auf die Größe der Kreise an, sondern auf die exakte Durchführung.
- Achten Sie darauf, dass das Becken immer ruhig und senkrecht bleibt.
- Wenn Sie beide Varianten machen wollen, dann immer alle Übungen auf einer Seite durchführen, dann erst auf die andere Seite wechseln.

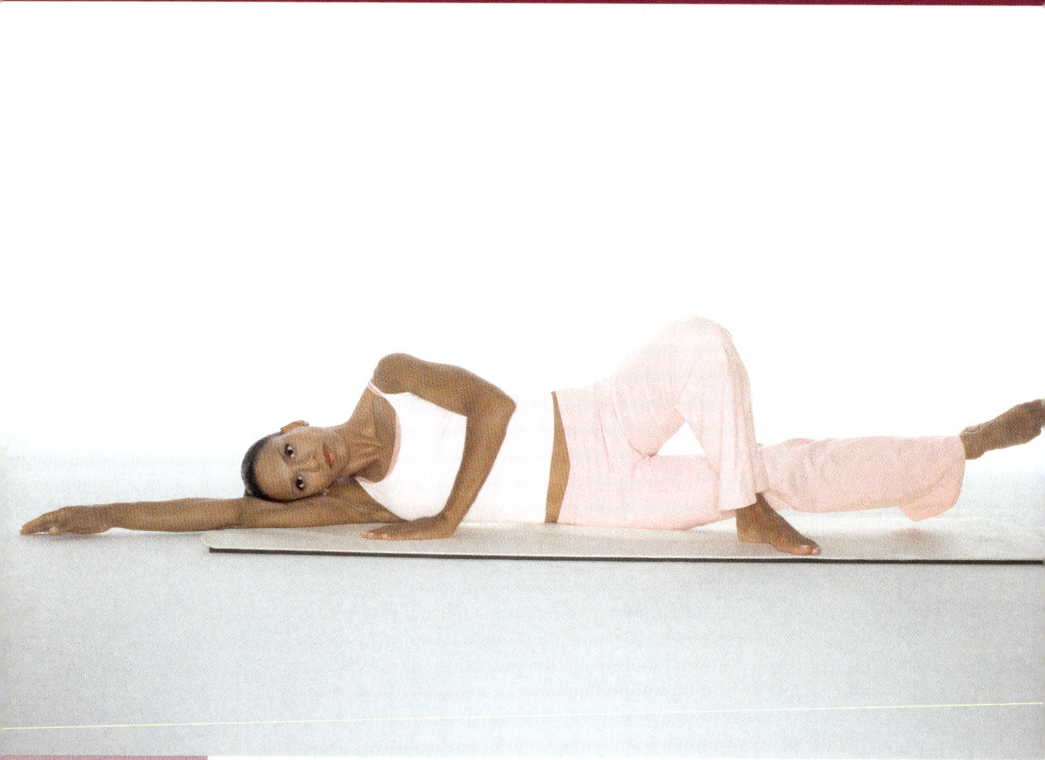

Heben und Senken des unteren Beins
Inner Thigh Lift

Die Übung

- Legen Sie sich ausgestreckt auf die Seite.
- Stützen Sie den oberen Arm vor sich auf den Boden. Der Unterarm ist im rechten Winkel angewinkelt.
- Stellen Sie das obere Bein angewinkelt über das untere, der Fuß steht vor dem Oberschenkel. Das obere Knie zeigt so weit wie möglich Richtung Zimmerdecke.
- Achten Sie darauf, dass das Becken unbedingt senkrecht bleibt. Sollte das Becken nach hinten ausweichen, setzen Sie den Fuß etwas weiter vorn auf.
- Mit der Ausatmung das untere Bein anheben. Stellen Sie sich vor, dass Sie gegen Widerstand anheben.
- Mit der Einatmung das Bein senken.
- Die Aufwärtsbewegung dauert genauso lang wie die Abwärtsbewegung.
- Die Taille bleibt während der gesamten Übung angespannt und berührt nicht den Boden.
- Die Kraft kommt aus Ihrem Zentrum, nicht durch Schwungholen.
- Denken Sie sich lang gestreckt.

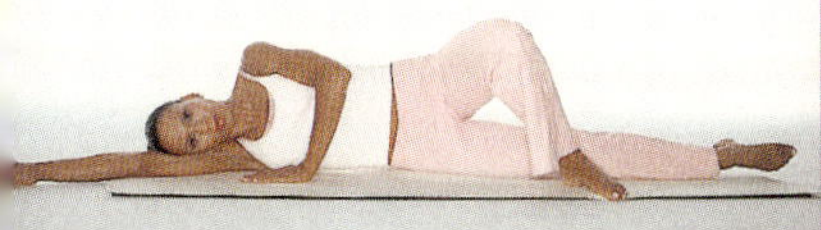

Jedes Bein acht bis zehn Mal.

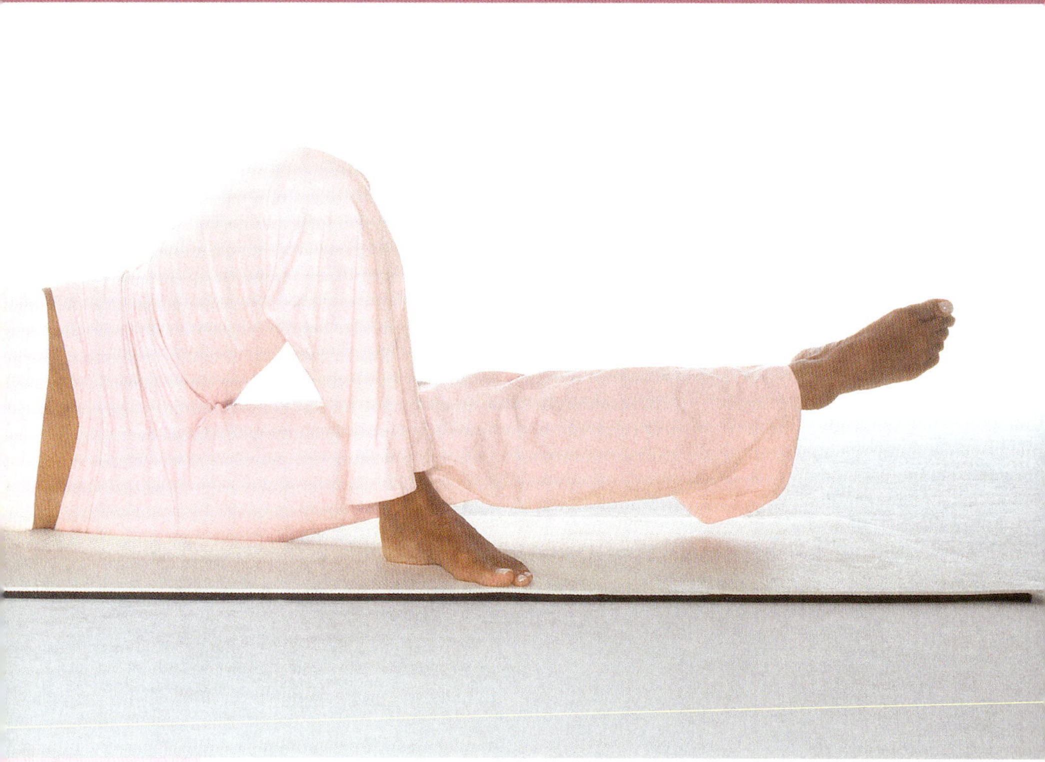

Mein persönlicher Tipp

Das ist das Gegenstück zur Übung 5. Die Übung ist sehr anstrengend, aber effektiv. Es hilft, wenn Sie sich vorstellen, beim Heben und Senken mit der Zehenspitze an einer imaginären Wand entlangzustreichen.

Achtung

- Verkrampfen Sie sich nicht, wenn Ihre Muskeln anfangen zu ziehen.
- Das untere Bein muss immer ausgestreckt bleiben. Es bildet die Verlängerung der Wirbelsäule.
- Die Höhe der Bewegung ist unwichtig. Es kommt auf die Stabilität der Position und auf die Kraft aus Ihrer Körpermitte an.

Der Effekt

- Sie dehnen die Gesäßmuskulatur.
- Sie kräftigen die Innenseite der Oberschenkel.
- Die Übungen fördern die Beweglichkeit der Hüfte.

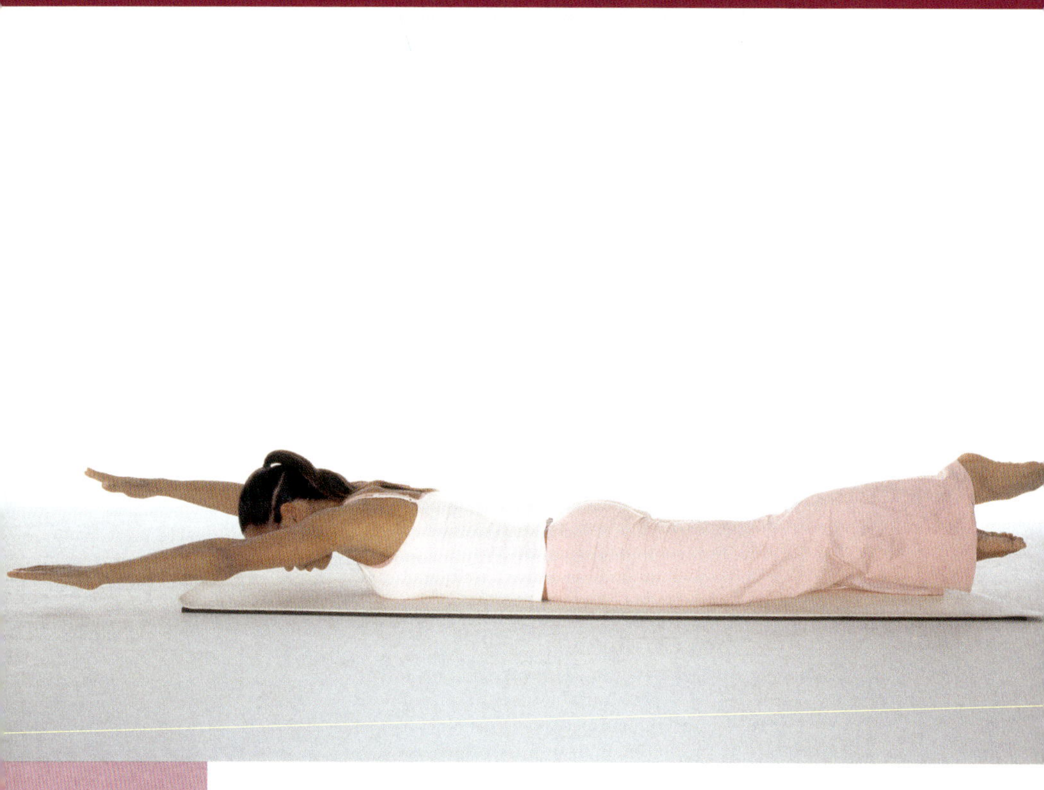

Schwimmen
Swimming

Die Übung

- Legen Sie sich bäuchlings auf die Matte.
- Lassen Sie die Beine auf dem Boden liegen und ziehen Sie den Bauchnabel nach innen.
- Lösen Sie Arme und Kopf vom Boden.
- Fangen Sie an, langsam mit den Armen zu paddeln.
- Der Rumpf bleibt ruhig liegen, die Atmung geht fließend.
- Blicken Sie nach unten, legen Sie den Kopf nicht in den Nacken. Ziehen Sie die Schultern von den Ohren weg und machen Sie den Hals lang.
- Legen Sie die Arme wieder hin, lassen Sie die Stirn auf den Handrücken ruhen.
- Bewegen Sie nun die etwas gespreizten Beine im Wechsel auf und ab.
- Atmen Sie ruhig und fließend.
- Wenn das klappt, können Sie Arme und Beine gleichzeitig bewegen, und zwar immer in der Diagonale. Also rechtes Bein und linken Arm hoch, linkes Bein und rechten Arm hoch, immer im Wechsel.
- Der Rumpf muss stets ganz ruhig liegen bleiben.
- Denken Sie ans Powerhouse, ziehen Sie den Bauchnabel ein und atmen Sie ruhig und fließend.

Jeweils drei bis fünf Atemperioden lang.

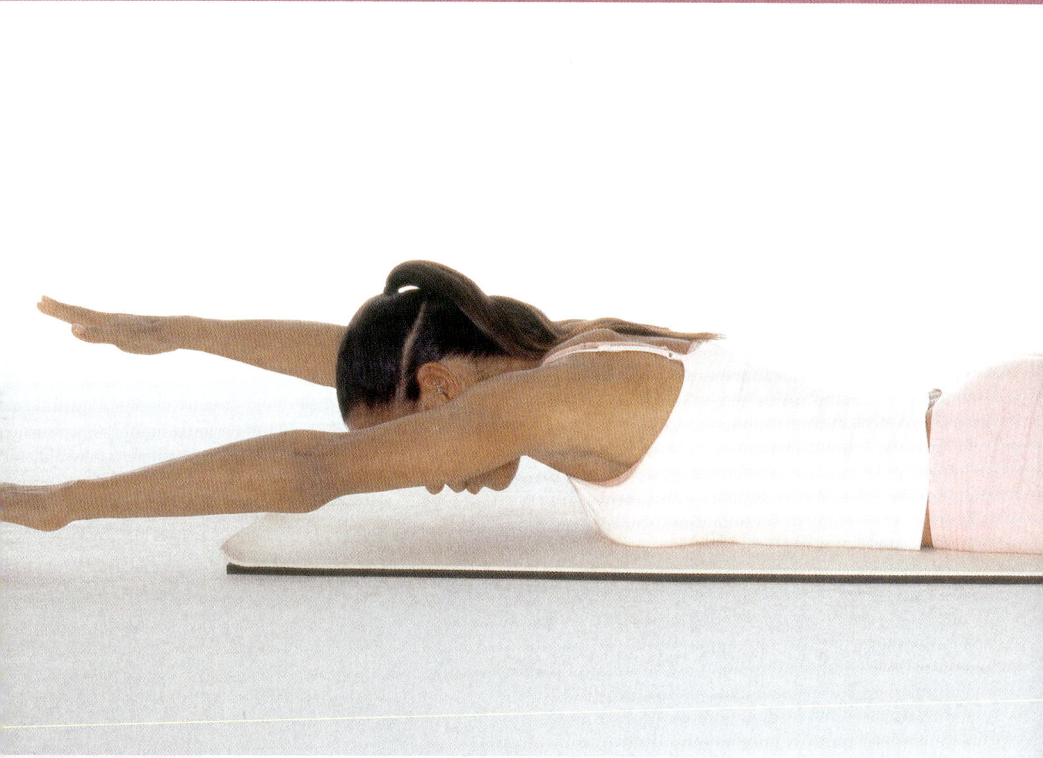

Mein persönlicher Tipp

Stellen Sie sich vor, Sie machen einer kleinen Armee von Ameisen Platz, die unter Ihren Bauch krabbeln möchten.

Achtung

- Wenn Sie den Bauch nicht genügend anspannen, geht die Belastung sofort in den unteren Rücken. Das sollten Sie unbedingt vermeiden.
- Verkrampfen Sie sich nicht im Nacken.
- Lassen Sie weder Arme noch Beine während der Übung auf den Boden sinken. Ziehen Sie die Schulterblätter nach unten.
- Achten Sie darauf, nicht stärker auf einer Seite zu liegen als auf der anderen.
- Steigern Sie das Tempo nur allmählich, achten Sie vor allem am Anfang auf die korrekte Ausführung der Übung und auf Ihr Powerhouse.

Der Effekt

- Die Rücken- und Schultermuskulatur wird gestärkt.
- Ihre Haltung verbessert sich.
- Die Übung trainiert die Koordination von gegenläufigen Bewegungen.

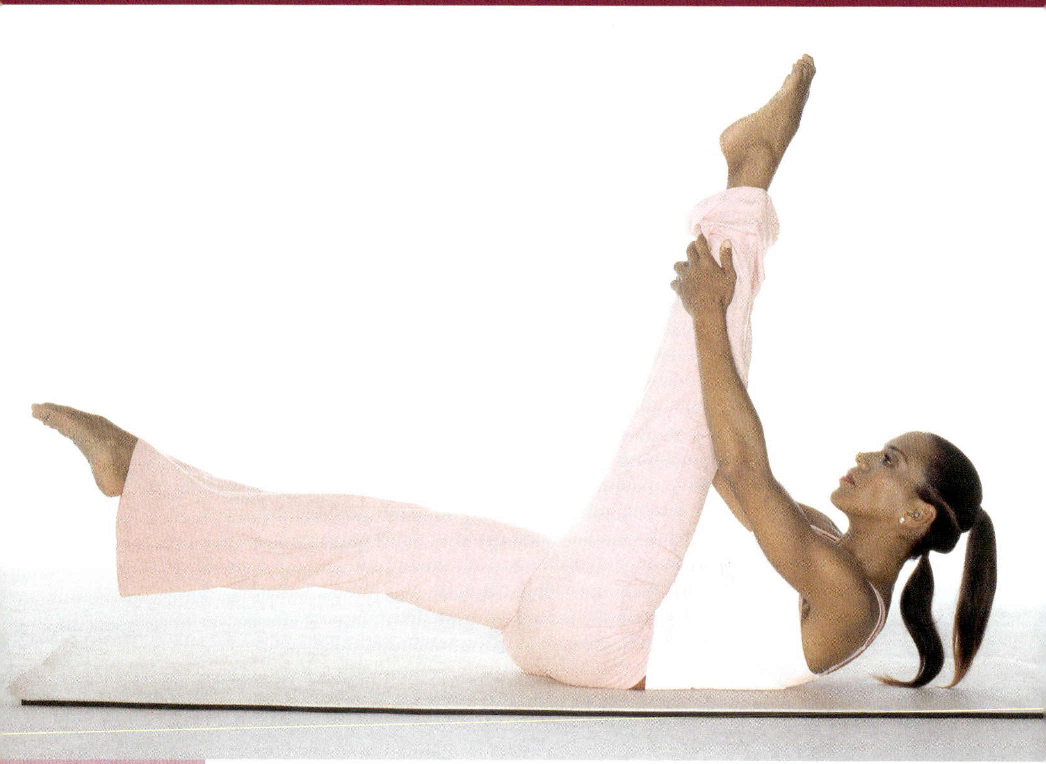

Dehnung mit einem Bein
Single Leg Stretch

Die Übung

- Legen Sie sich auf den Rücken.
- Aktivieren Sie Ihr Powerhouse.
- Heben Sie beide Beine nacheinander leicht nach oben, lassen Sie sie gestreckt.
- Lösen Sie den Kopf und den Schultergürtel vom Boden.
- Fassen Sie mit beiden Händen die rechte Wade.
- Mit der Ausatmung senken Sie das linke Bein.
- Mit der Einatmung führen Sie das Bein zurück, bringen die Hände an das linke Bein und senken das rechte Bein.
- Strecken Sie den Oberkörper lang. Ziehen Sie den Abstand zwischen Brustkorb und Schambein in die Länge und halten Sie ihn während der gesamten Übung.
- Es kommt auf eine gleichmäßige Bewegung an. Das Heben und Senken der Beine ist immer gleich langsam.

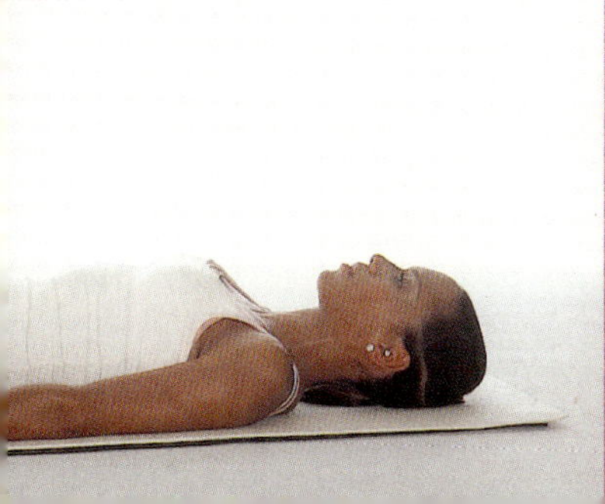

Fünf bis zehn Wechsel der Beine.

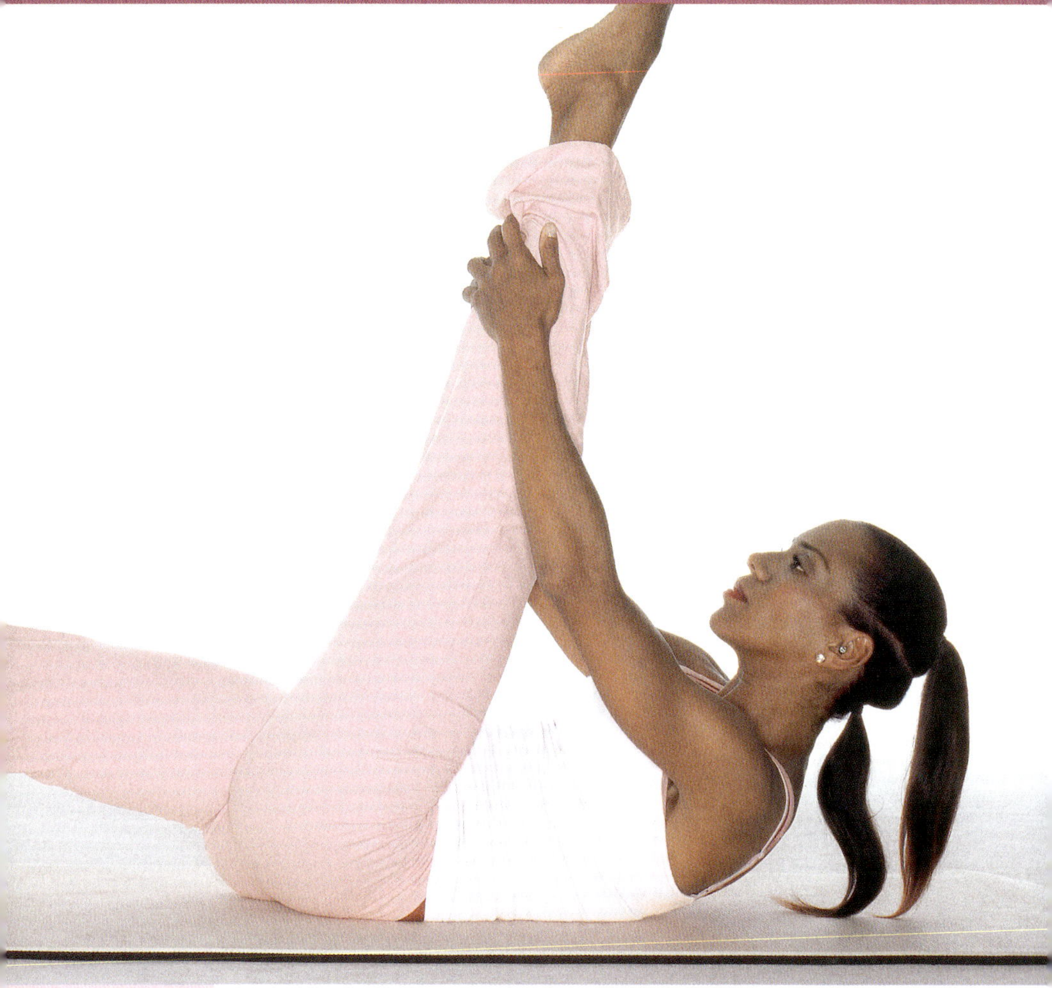

Mein persönlicher Tipp

Bei dieser Übung ist die Kopfhaltung ganz wichtig. Ich versuche immer daran zu denken, dass ich meine Knie anschaue, das sorgt für die richtige Haltung.

Achtung

- Der Rücken muss vom Po bis zu den Schulterblättern immer flach auf dem Boden bleiben.
- Der Oberkörper wird über die Bauchspannung gehalten, nicht über die Arme.
- Prüfen Sie, ob Arme, Knie und Fußgelenke in einer Linie sind.
- Das jeweilige Bein geht nur so weit nach unten, dass es eine Diagonale bildet.
- Wenn Sie die Beine nicht ganz ausstrecken können, lassen Sie sie leicht angewinkelt.
- Wenn Sie merken, dass Ihr Rücken wackelt, machen Sie die Bewegung etwas kleiner.

Der Effekt

- Die Beinrückseiten werden gedehnt.
- Die Bauchmuskulatur wird gestärkt.

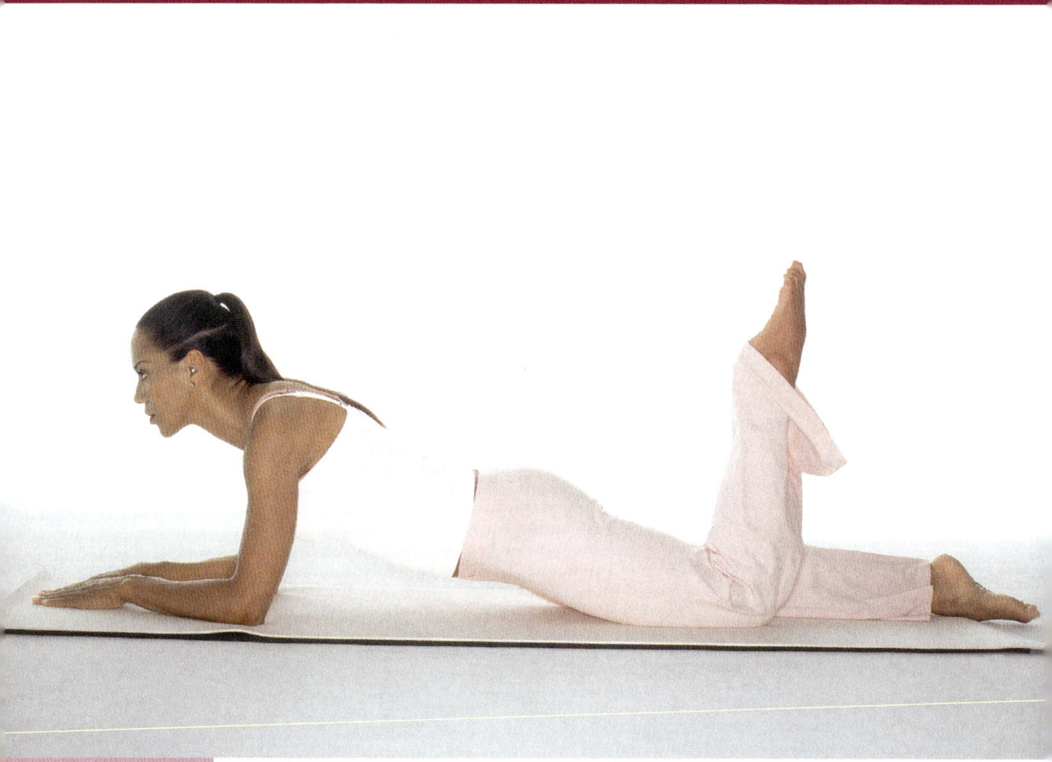

Fersenkick mit einem Bein

Single Leg Kick

Die Übung

- Legen Sie sich bäuchlings auf den Boden. Gehen Sie auf Unterarme und Knie.
- Stützen Sie sich auf die Unterarme, die Ellbogen sind direkt unter den Schultern.
- Legen Sie die Hände flach auf den Boden; manche finden es auch bequemer, die Hände zu Fäusten zu ballen.
- Aktivieren Sie Ihr Powerhouse, indem Sie den Bauch nach innen und oben ziehen sowie die Beckenbodenmuskulatur anspannen. Bringen Sie den ganzen Körper in Spannung.
- Atmen Sie ein und treten Sie gleichzeitig mit der rechten Ferse zwei Mal Richtung Gesäß.
- Mit der Ausatmung das Bein wieder lang machen.
- Denken Sie sich in der Wirbelsäule lang. Eine Kraft zieht sie nach vorn und oben.
- So lange wiederholen, bis die Spannung nachlässt, dann auf das linke Bein wechseln.
- Durch die Bauchspannung stabilisieren Sie den Rücken und bilden gleichzeitig ein Art Stoßdämpfer für den Oberkörper.

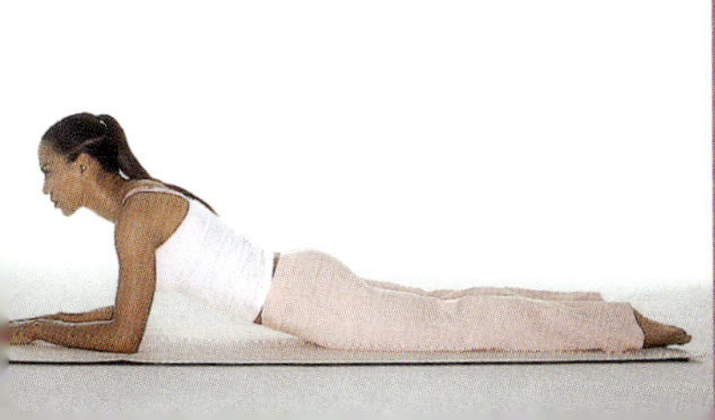

Ca. zwölf Mal je Bein.

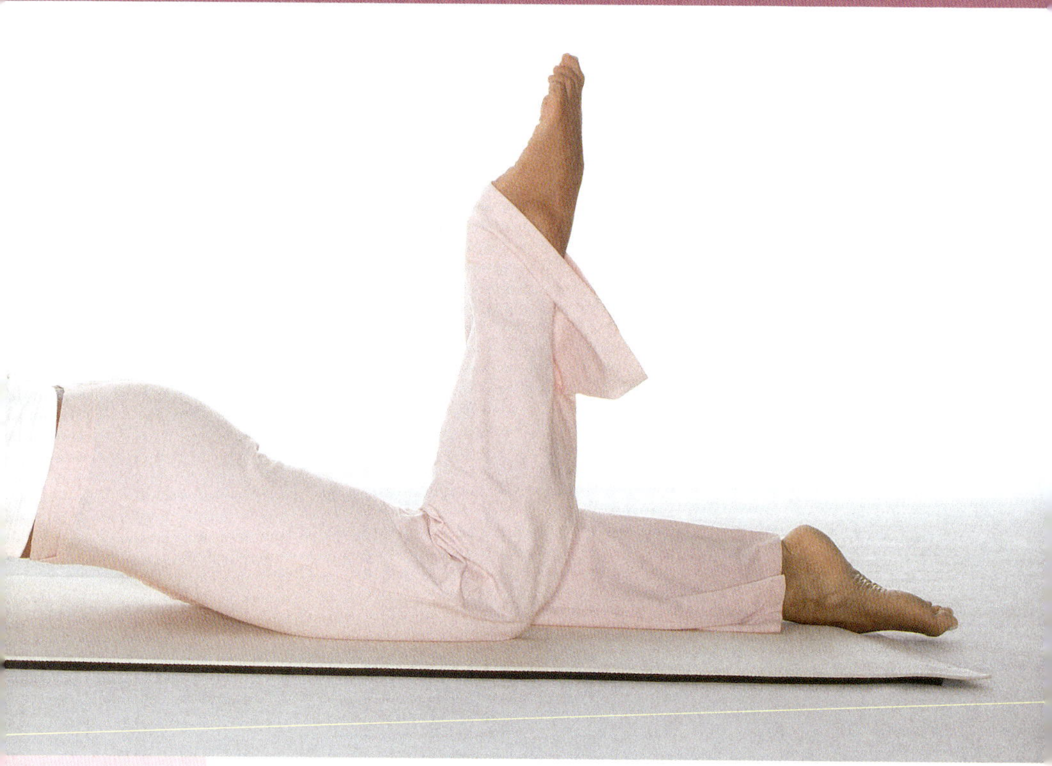

Mein persönlicher Tipp

Das ist meine Lieblingsübung! Man spürt sofort jeden Muskel im Körper. Zum Entspannen setzen Sie sich anschließend auf den Po, beugen sich nach vorn, strecken die Arme lang auf den Boden aus und ziehen sich in der Wirbelsäule lang.

Achtung

- Ziehen Sie die Schultern nach unten, lassen Sie den Bereich zwischen Ihren Schultern nicht durchhängen.
- Die Hüften bleiben auf der Matte, der Bauchnabel ist eingezogen, sodass der Bauch nicht auf dem Boden liegt.
- Das Becken muss immer ruhig bleiben.
- Wenn Sie Schwierigkeiten mit den Knien haben oder während der Übung Rückenschmerzen bekommen, hören Sie auf.

Der Effekt

- Sie stärken Ihr Powerhouse.
- Die Arm- und Schultermuskulatur wird kräftiger.
- Wenn Sie die schwierigere Variante durchführen, profitiert auch Ihre Gesäßmuskulatur davon.

Variante

- Das Knie löst sich auch mit dem Oberschenkel vom Boden und kommt während der gesamten Durchführung nicht runter. Das ist noch anstrengender.
- Achten Sie darauf, dass das Becken auf jeden Fall ruhig liegen bleibt.

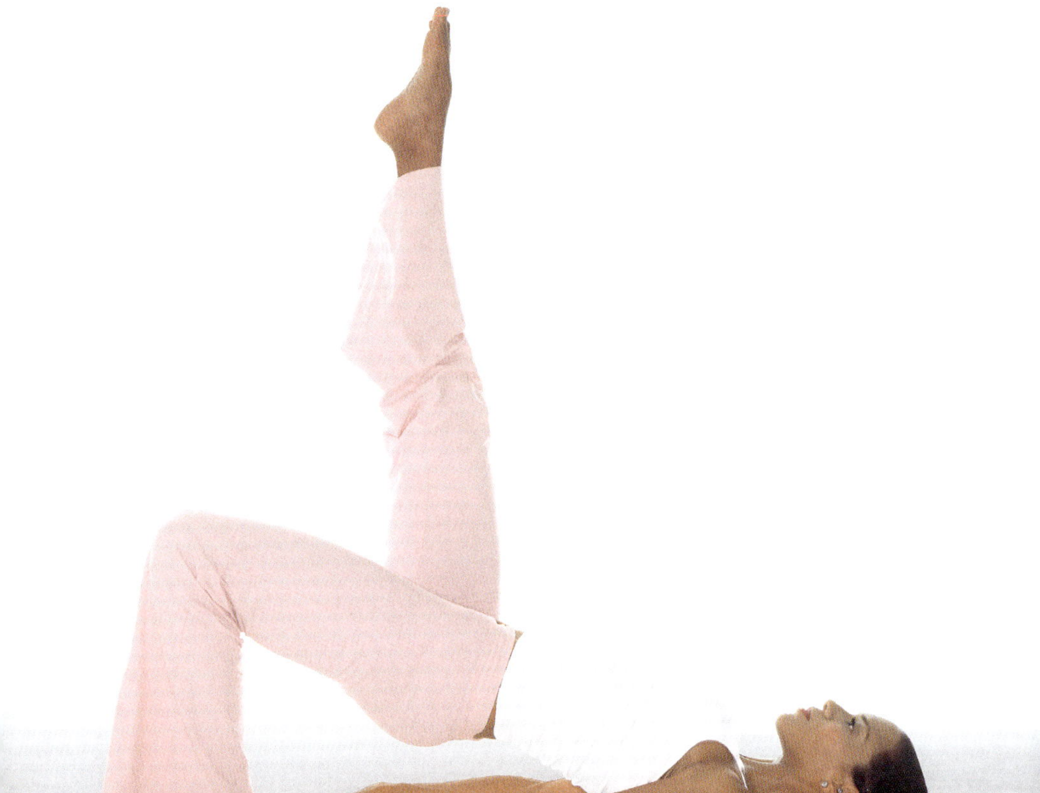

Brückenschlag
Bridging

Die Übung

- Legen Sie sich auf den Rücken und winkeln Sie die Beine relativ nah ans Gesäß an.
- Die Arme liegen seitlich neben Ihrem Körper.
- Kippen Sie das Becken, aktivieren Sie das Powerhouse und rollen Sie mit dem Ausatmen langsam Wirbel für Wirbel nach oben.
- Halten Sie die Bewegung oben so, dass die Schulterblätter noch Kontakt mit dem Boden haben. Liegen Sie nicht lediglich auf dem Nacken oder dem Hinterkopf.
- Machen Sie das rechte Bein lang, ziehen Sie es mit der Einatmung zum Körper.
- Strecken Sie es mit der Ausatmung wieder in die Länge.
- Das Becken bleibt ruhig, der Abstand zwischen Rippen und Becken ist immer derselbe.
- Stellen Sie sich vor, dass Ihr Bein an einer Wand entlangpinselt – ganz gleichmäßig nach oben und unten.
- Das Bein nach Gefühl wechseln.

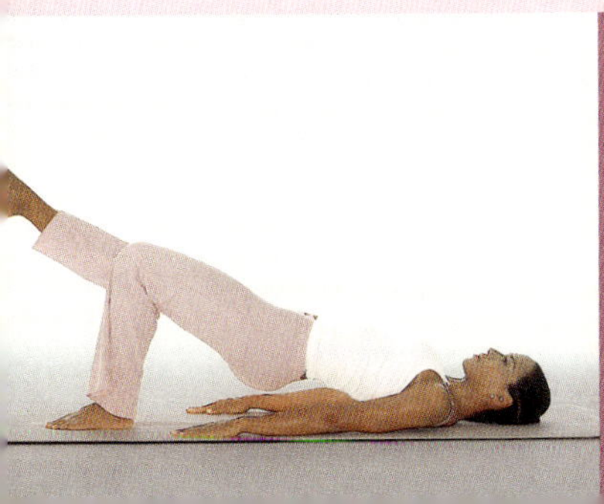

Jedes Bein ca. fünf Mal strecken und anziehen.

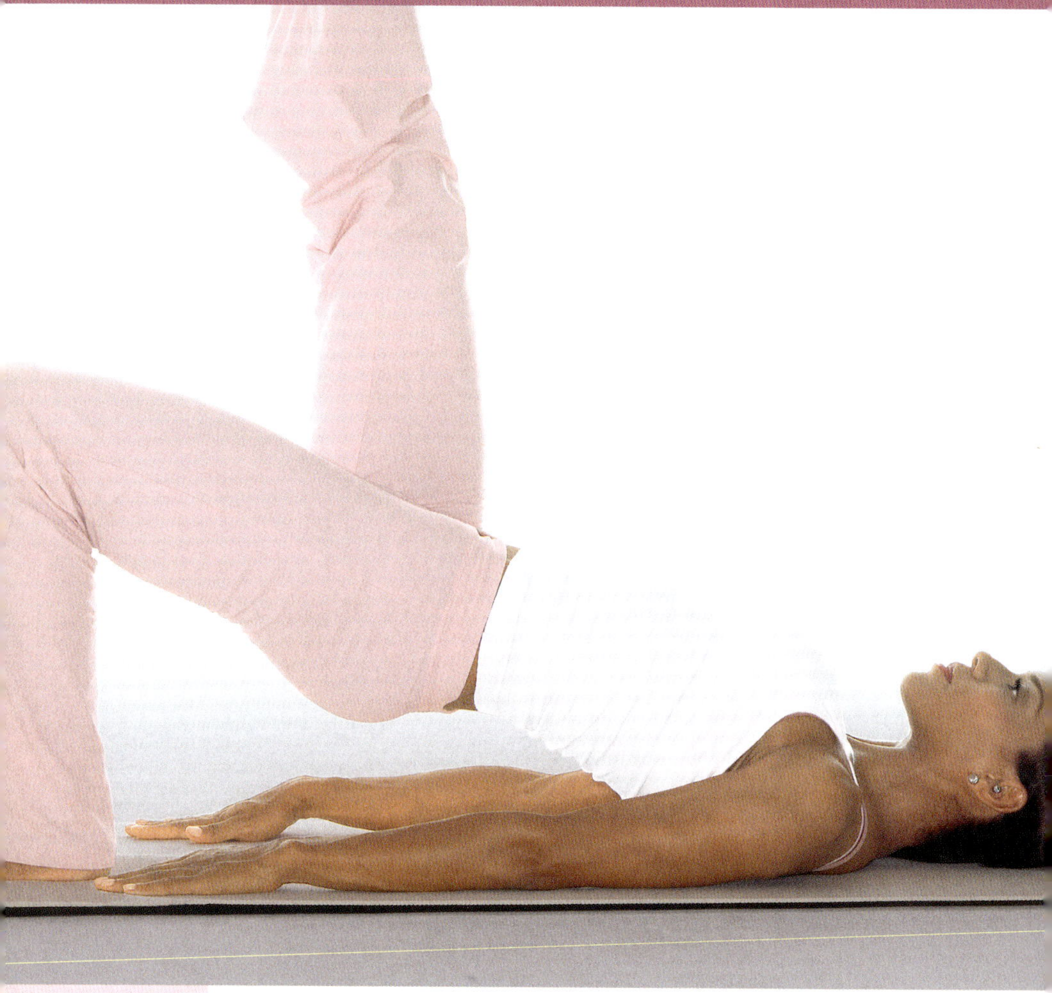

Mein persönlicher Tipp

Das ist die optimale Übung, um die Beckenbodenmuskulatur zu spüren. Achten Sie auf die Position des Brustbeins. Am besten stellen Sie sich vor, dass ein kleiner Sandbeutel darauf stünde.

Achtung

- Nicht verkrampfen, vor allem im Nacken locker bleiben.
- Nicht ins Hohlkreuz gehen.
- Die Stabilität und Kraft kommen aus dem aktivierten Powerhouse.
- Achten Sie darauf, dass die Atmung im Brustbereich bleibt.

Der Effekt

- Sie kräftigen die Bauch- und Gesäßmuskulatur.
- Sie trainieren Ihren Gleichgewichts- und Stabilitätssinn.

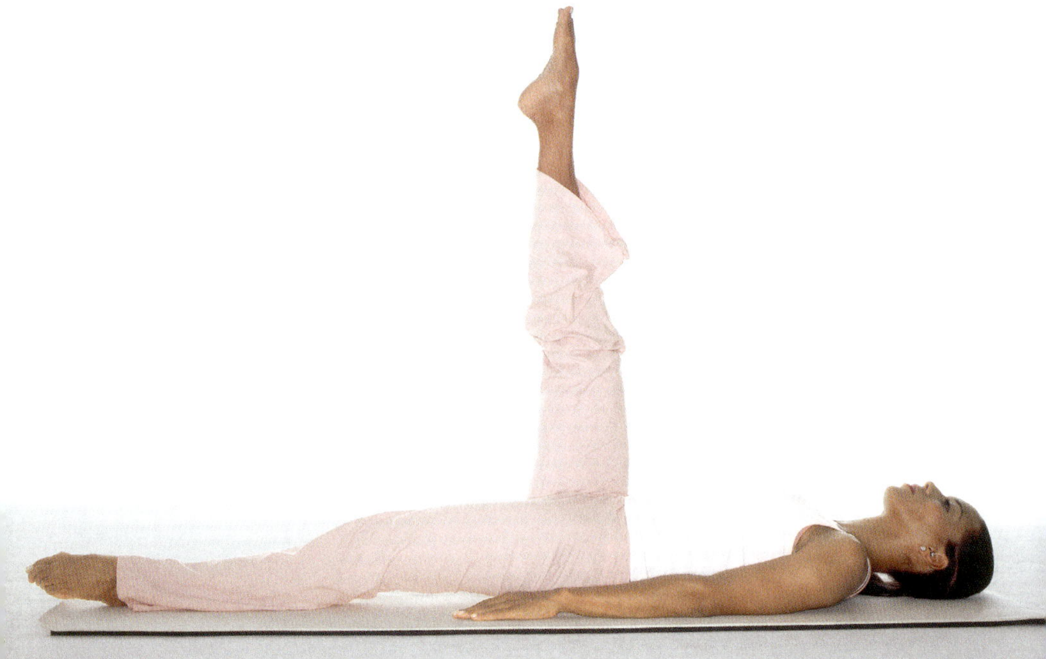

Kreisen mit einem Bein
Leg Circles

Die Übung

- Legen Sie sich auf den Rücken.
- Das linke Bein liegt auf dem Boden, das rechte Bein strecken Sie lang in die Höhe.
- Sie liegen mit der Lendenwirbelsäule nicht ganz auf, sondern spüren ein wenig Luft zwischen dem unteren Rücken und der Matte. Diese kleine Lücke muss während der gesamten Übung gleich bleiben.
- Mit der Ausatmung bewegen Sie Ihr Bein im Kreis vom Körper weg, mit der Einatmung wieder zurück.
- Wenn Sie je fünf Mal in jede Richtung gekreist sind, nehmen Sie das linke Bein.
- Ihr aktiviertes Powerhouse sorgt für Stabilität.

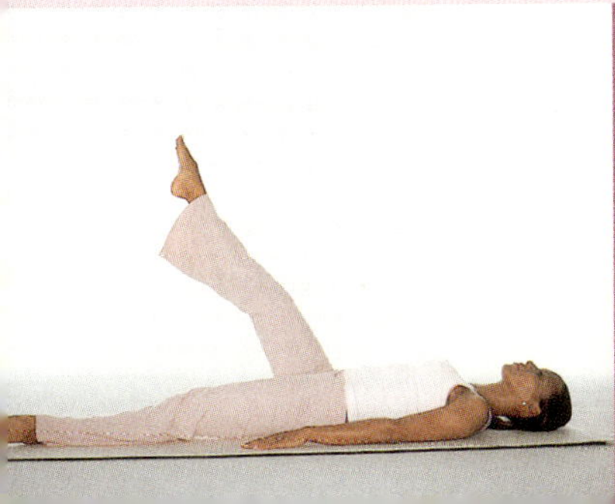

Insgesamt zwei Serien je fünf Mal pro Bein.

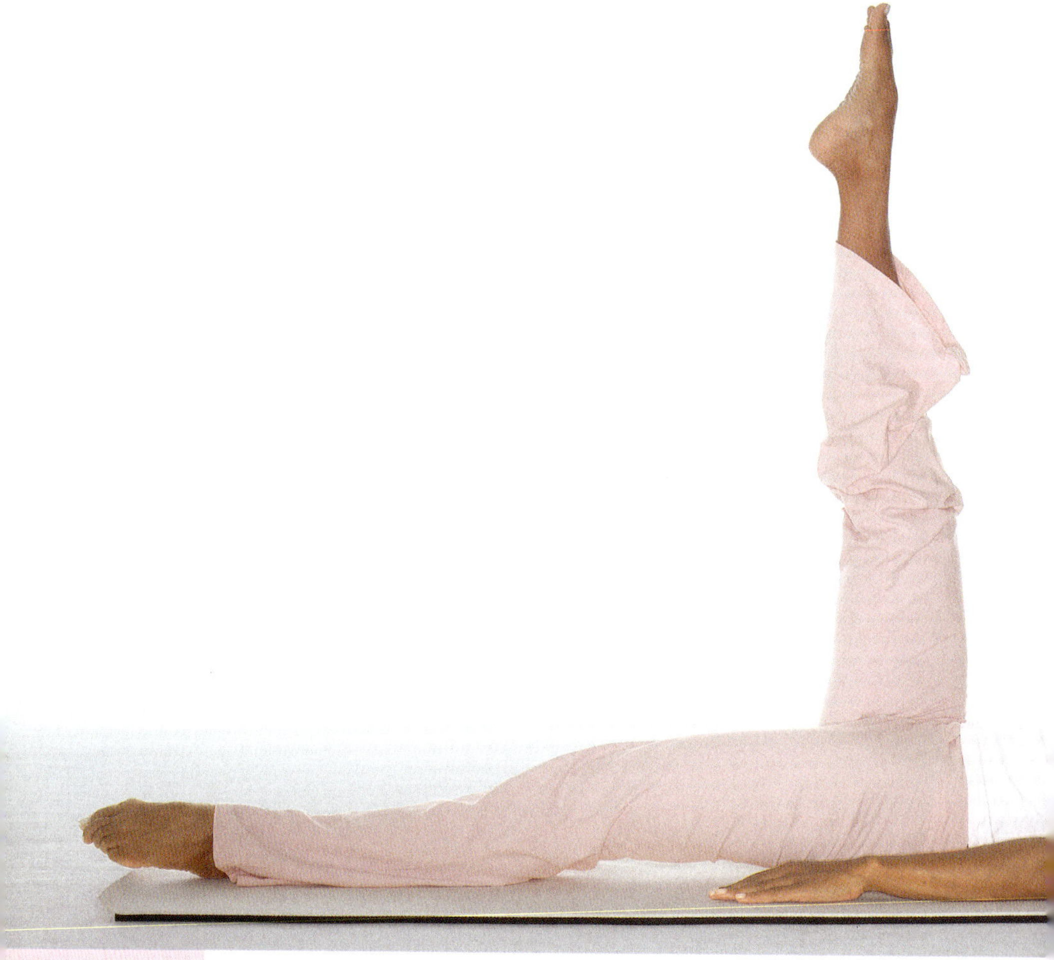

Mein persönlicher Tipp

Passen Sie ganz genau auf. Die Übung sieht einfach aus, erfordert aber ein hohes Maß an Konzentration und Körperkontrolle. Man spürt sofort, wenn die Körperspannung nachlässt. Kleine Kreise, die korrekt ausgeführt werden, sind optimal.

Achtung

- Das Becken muss ganz ruhig bleiben.
- Achten Sie darauf, dass Ihr Rücken immer in derselben Position ist.
- Drehen Sie das Bein nicht zu weit aus dem Hüftgelenk heraus.
- Machen Sie am Anfang kleine Kreise, bis Sie die Übung wirklich beherrschen.
- Die Zielrichtung beim Kreisen geht nicht in die Horizontale, sondern in die Vertikale. Versuchen Sie, das Bein nach oben zu strecken bzw. lang zu denken. Heben Sie dabei aber nicht die Hüfte an.
- Der Atemrhythmus bestimmt die Bewegung.

Der Effekt

- Sie verbessern Ihre Haltung.
- Sie dehnen Ihre Oberschenkelrückseite.
- Sie kräftigen Bauch und Beine.

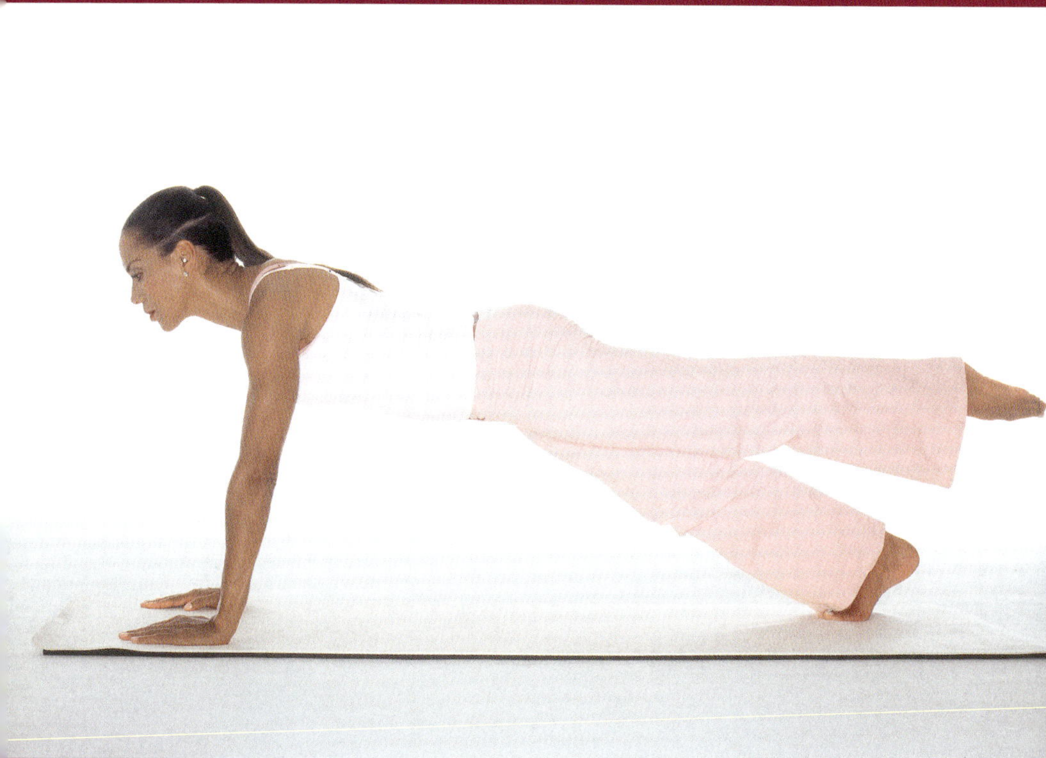

Beinzug nach unten
Leg Pull Front

Die Übung

- Gehen Sie in den Haltestütz auf Füße und Hände oder Unterarme. Ihre Hände bzw. Ihre Unterarme sind schulterbreit auseinander.
- Aktivieren Sie Ihr Powerhouse, Ihr ganzer Körper ist unter Spannung und wie ein Brett. Stellen Sie sich vor, Sie balancieren einen Teller auf Ihrem Rücken.
- Mit der Ausatmung lösen Sie das rechte Bein vom Boden und heben es an.
- Denken Sie das Bein in die Länge, ohne dass Sie dadurch im Becken schief werden.
- Mit der Einatmung senken Sie das Bein wieder. Auf- und Abwärtsbewegung dauern gleich lang.
- Machen Sie dasselbe mit dem linken Bein.
- Der Blick ist nach vorn gerichtet. Legen Sie den Kopf nicht in den Nacken, und lassen Sie ihn auch nicht hängen.
- Denken Sie daran, Ihren Bauchnabel immer nach innen zu ziehen und die Bauchspannung zu halten.

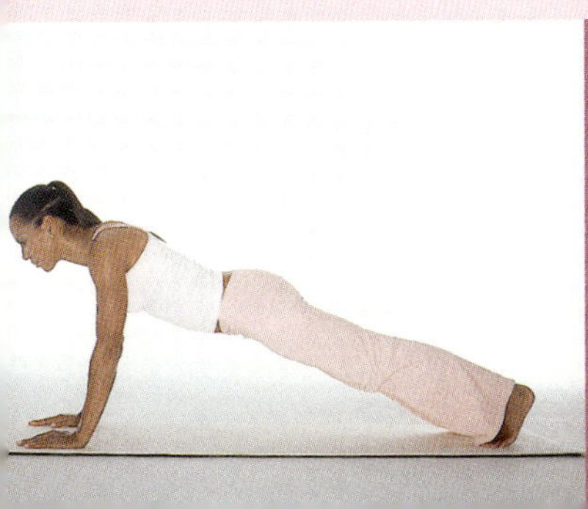

Jedes Bein ca. fünf Mal anheben und senken.

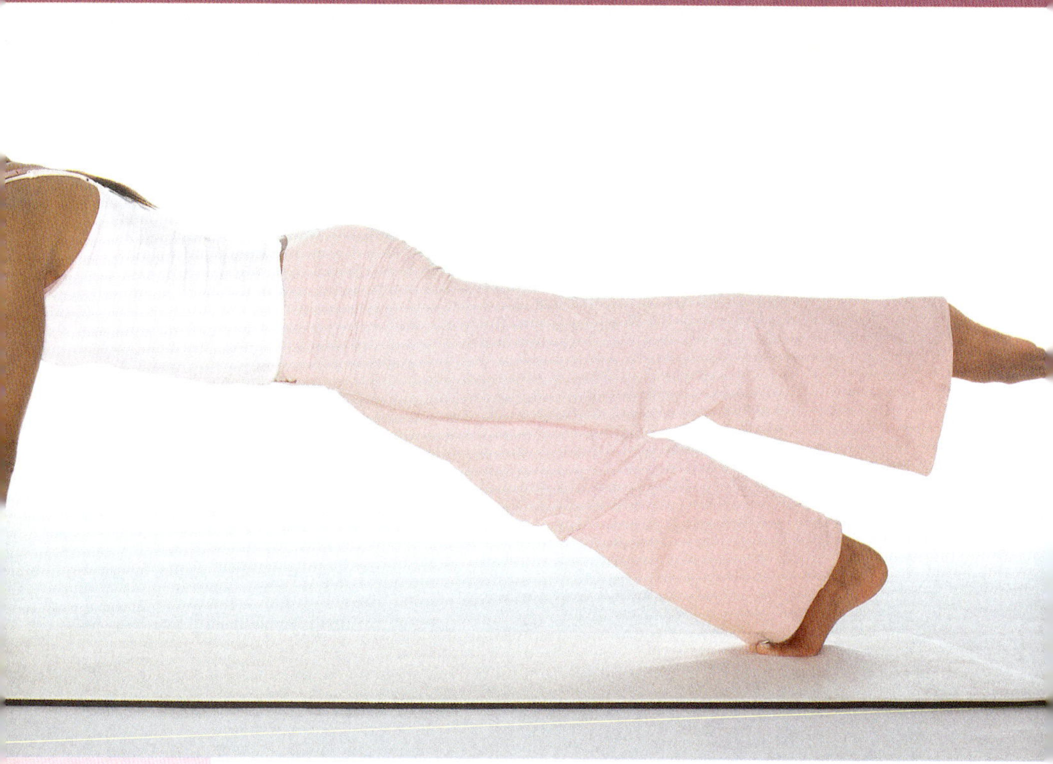

Mein persönlicher Tipp

Bei dieser Übung muss man wirklich schon Power im Powerhouse haben, sonst hängen Bauch und Rücken durch. Wenn es mir zu schwer wird, mache ich die Übung mit angewinkelten Beinen und hebe den Fuß nur ein bisschen vom Boden ab.

Achtung

_ Das Gewicht des Körpers bleibt in der Mitte.

_ Bewegen Sie nur das Bein, der übrige Körper bleibt vollkommen ruhig.

_ Das Bein bleibt immer gestreckt, knicken Sie nicht das Knie ein.

_ Diese Übung ist sehr anstrengend. Machen Sie deshalb lieber weniger Beinzüge, führen Sie sie dafür aber unbedingt richtig aus.

Der Effekt

_ Sie kräftigen die Arme und Schultern.

_ Ihr Powerhouse wird gestärkt.

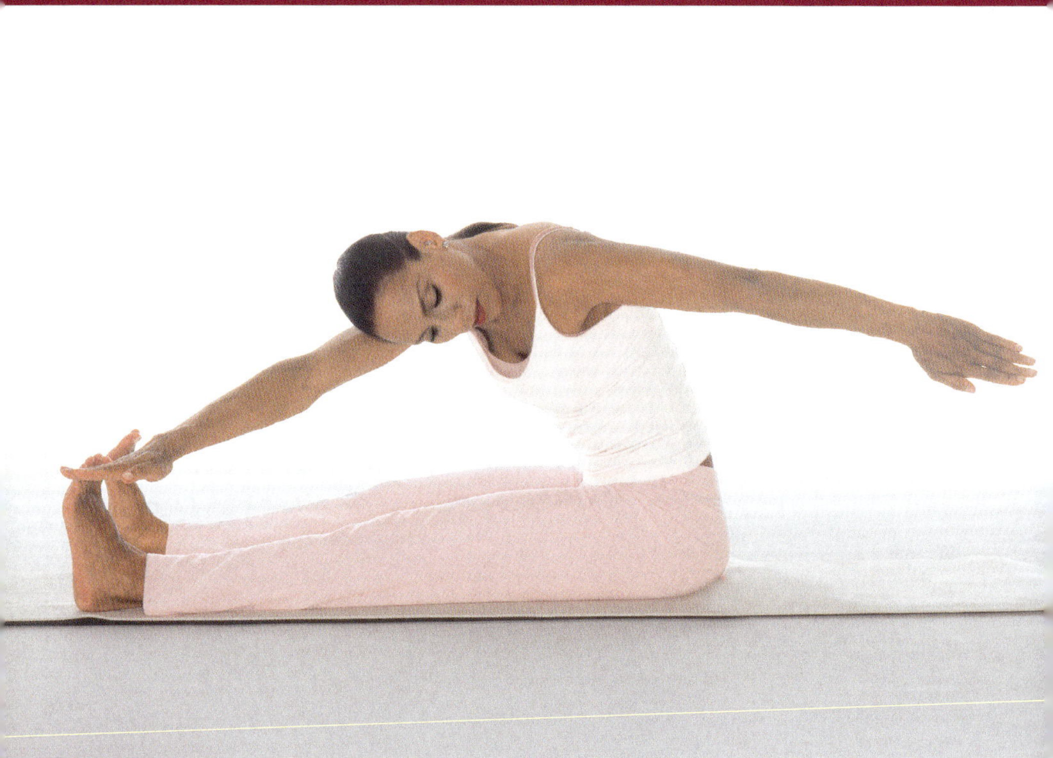

Die Säge
The Saw

Die Übung

- Setzen Sie sich aufrecht hin, spreizen Sie die Beine hüftbreit auseinander.
- Ziehen Sie die Fußspitzen zu sich hin.
- Ziehen Sie den Oberkörper ganz lang Richtung Zimmerdecke. Mit der Einatmung heben Sie die Arme in Schulterhöhe und strecken sie waagerecht aus.
- Mit der Ausatmung drehen Sie sich rechts aus der Taille heraus und führen die linke Hand zum rechten Fuß.
- Der Blick folgt der rechten Hand, die mit dem Daumen nach unten hinten zeigt.
- Dehnen Sie sich in die Länge.
- Mit der Einatmung rollen Sie wieder zum aufrechten Sitz hoch.
- Jetzt ohne weitere Pause dasselbe mit der anderen Hand.
- Stellen Sie sich vor, dass ein Ball auf Ihren Oberschenkeln liegt, über den Sie sich lehnen müssen.
- Becken und Gesäß müssen ganz ruhig bleiben.
- Konzentrieren Sie sich ganz auf die Dehnung. Es ist nicht wichtig, dass Sie mit der Hand ganz zum Fuß kommen, sondern eine optimale Dehnung erreichen und die untere Wirbelsäule gerundet wird.

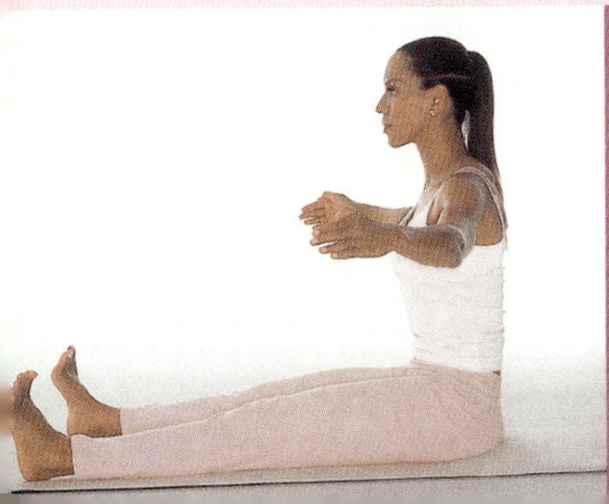

Jede Seite ca. fünf bis acht Mal.

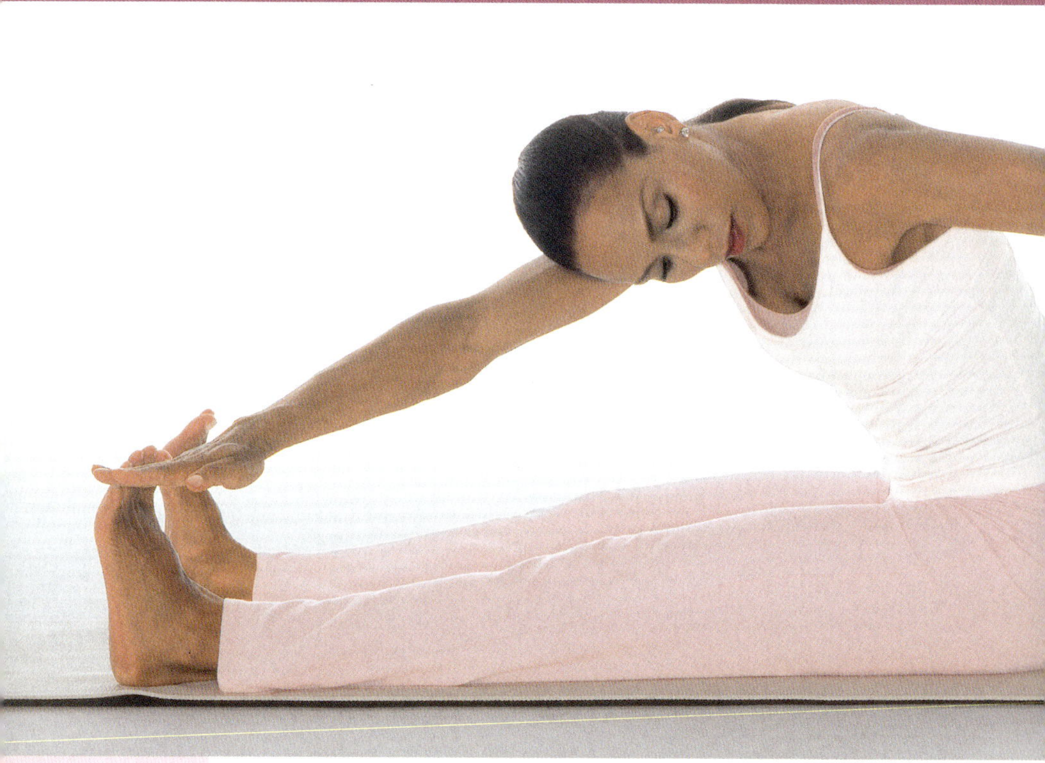

Mein persönlicher Tipp

Je stärker man sich auf das Ausatmen konzentriert, umso deutlicher spürt man die Dehnung im Rücken.

Achtung

- Führen Sie die Beugung des Körpers erst durch, nachdem Sie sich in der Taille gedreht haben.
- Ziehen Sie die Schultern nicht hoch, sondern senken Sie sie.
- Passen Sie auf, dass beide Fersen gleich weit entfernt sind und Sie nicht schief sitzen. Die Beine müssen ganz ruhig sein.
- Federn Sie nicht nach.
- Wenn Sie stark verkürzte rückwärtige Oberschenkelmuskeln haben, können Sie Ihre Beine wahrscheinlich nicht ganz lang gestreckt lassen. Winkeln Sie in diesem Fall die Beine anfangs ein wenig an. Oder setzen Sie sich auf ein kleines Kissen.

Der Effekt

- Sie dehnen die Muskeln der Beinrückseiten und entlang der Wirbelsäule.
- Sie pressen verbrauchte Luft aus Ihren Lungen.

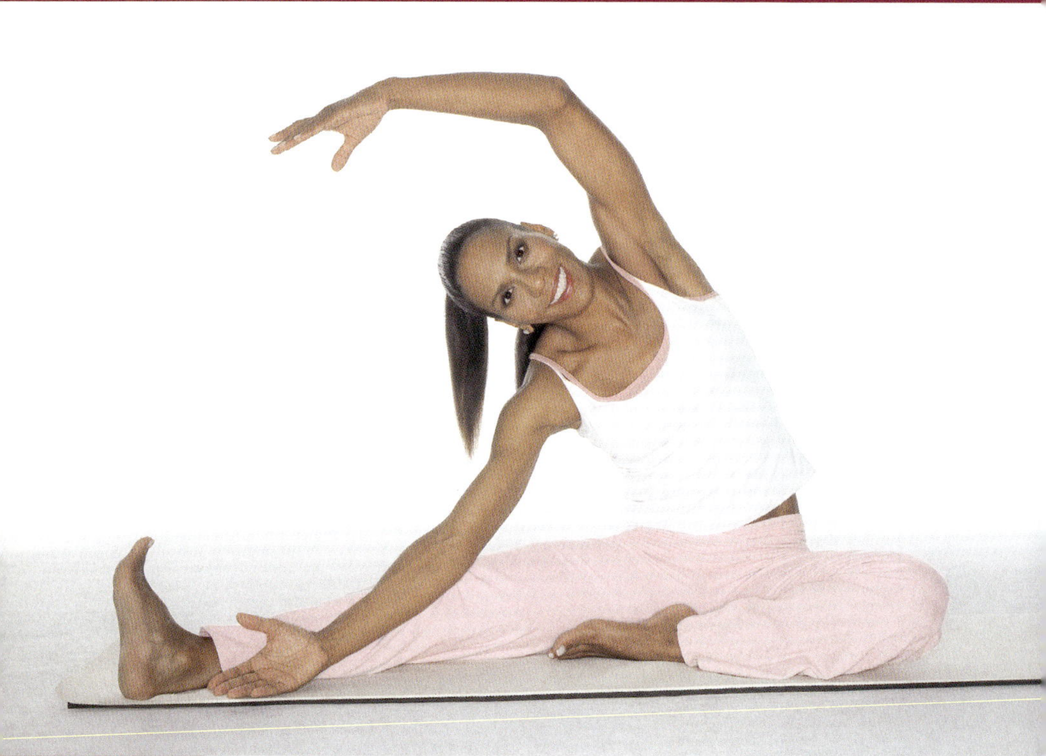

Dehnübung
Stretching

Die Übung

- Setzen Sie sich aufrecht mit gespreizten Beinen hin.
- Winkeln Sie das linke Bein nach innen an. Das rechte Bein ist nach außen diagonal lang gestreckt. Ziehen Sie die Fußspitze zu sich heran.
- Der linke Arm zeigt nach oben. Führen Sie ihn langsam über den Kopf. Ziehen Sie ihn über die Länge zum rechten Bein hin. Der rechte Arm bleibt am Bein.
- Ziehen Sie gleichzeitig die Schultern nach hinten unten.
- Das linke Knie wird sanft in Richtung Boden abgesenkt.
- Lassen Sie die Atmung ruhig fließen.
- Halten Sie diese Position für 30 bis 40 Sekunden.
- Lösen Sie die Position langsam auf und kommen Sie in eine aufrechte Haltung.
- Wechseln Sie die Seite: Stellen Sie das linke Bein in die Diagonale, winkeln Sie das rechte Bein an und ziehen Sie den rechten Arm langsam über den Kopf in die Länge.

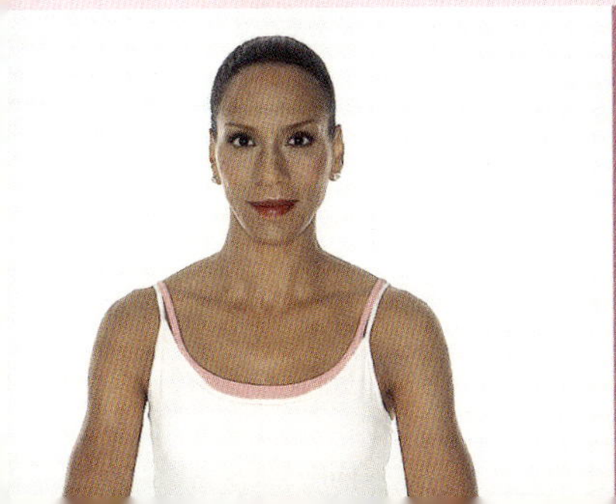

Pro Seite ca. eine Minute.

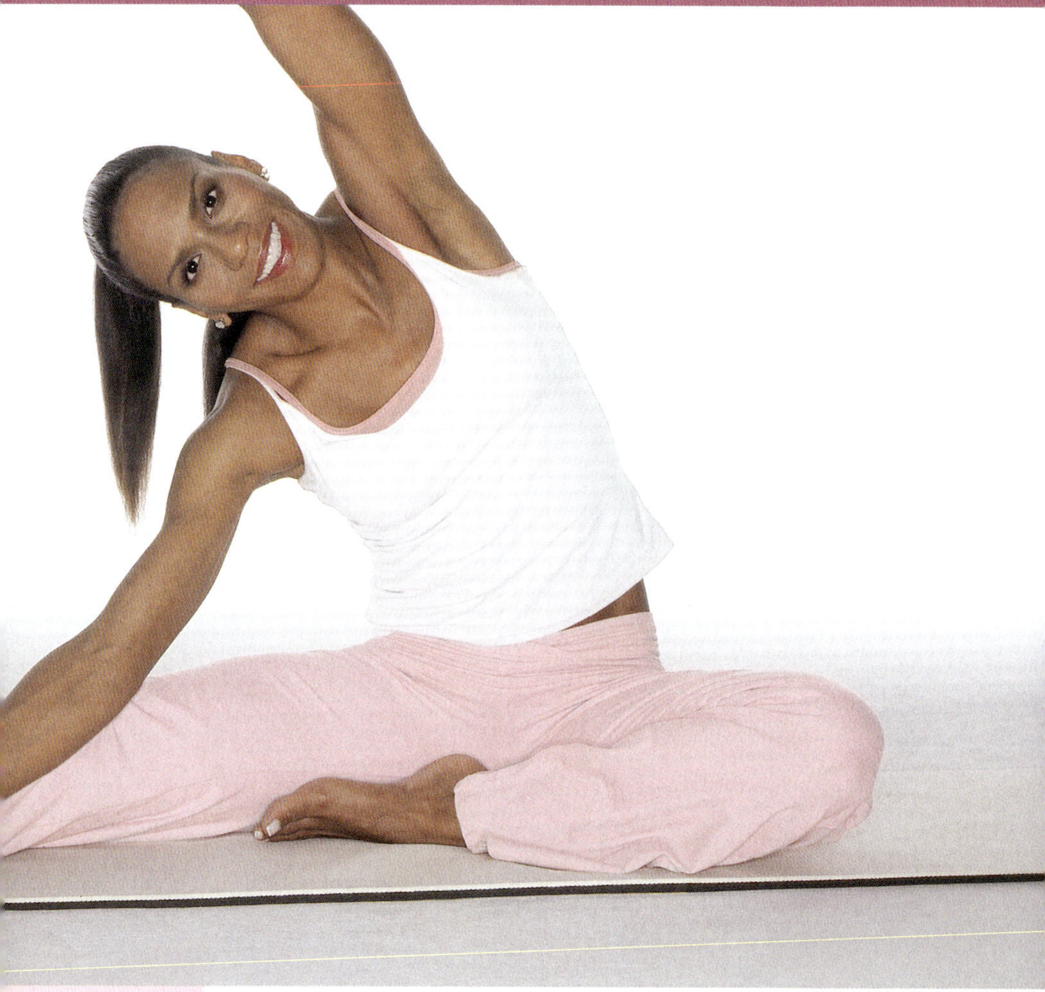

Mein persönlicher Tipp

Spüren Sie nach, wie Sie sich am Anfang der Übung richtig dehnen und wie die Seite in die Länge gezogen wird. Genießen Sie diese Dehnung: Sie fühlen sich nach dieser Übung um mindestens fünf Zentimeter länger.

Achtung

- Führen Sie die Bewegung nicht abrupt durch.
- Federn Sie nicht nach.

Der Effekt

- Sie dehnen die Taille.
- Sie strecken die rückseitige Oberschenkelmuskulatur.
- Sie dehnen die Gesäßmuskulatur.

Das Kurzprogramm

Wenn Sie nur wenig Zeit haben oder sich am Anfang einfach nicht so viel zutrauen, sollten Sie das Kurzprogramm durchführen. Ich habe dafür sieben Übungen aus dem großen Programm ausgewählt, mit denen Sie auch schon gute Effekte erzielen.

Übung 1: Die Beckenschaukel/
Pelvic Swing

Übung 2: Rollen wie ein Ball/
Rolling like a Ball

Übung 3: Dehnen mit einem Bein/
Single Leg Stretch

Übung 4: Brückenschlag/
Bridging

Übung 5: Heben und Senken des Beins in Seitenlage/
Side Kick Up and Down

Übung 6: Kreisen mit einem Bein/
Leg Circles

Übung 7: Schwimmen/
Swimming

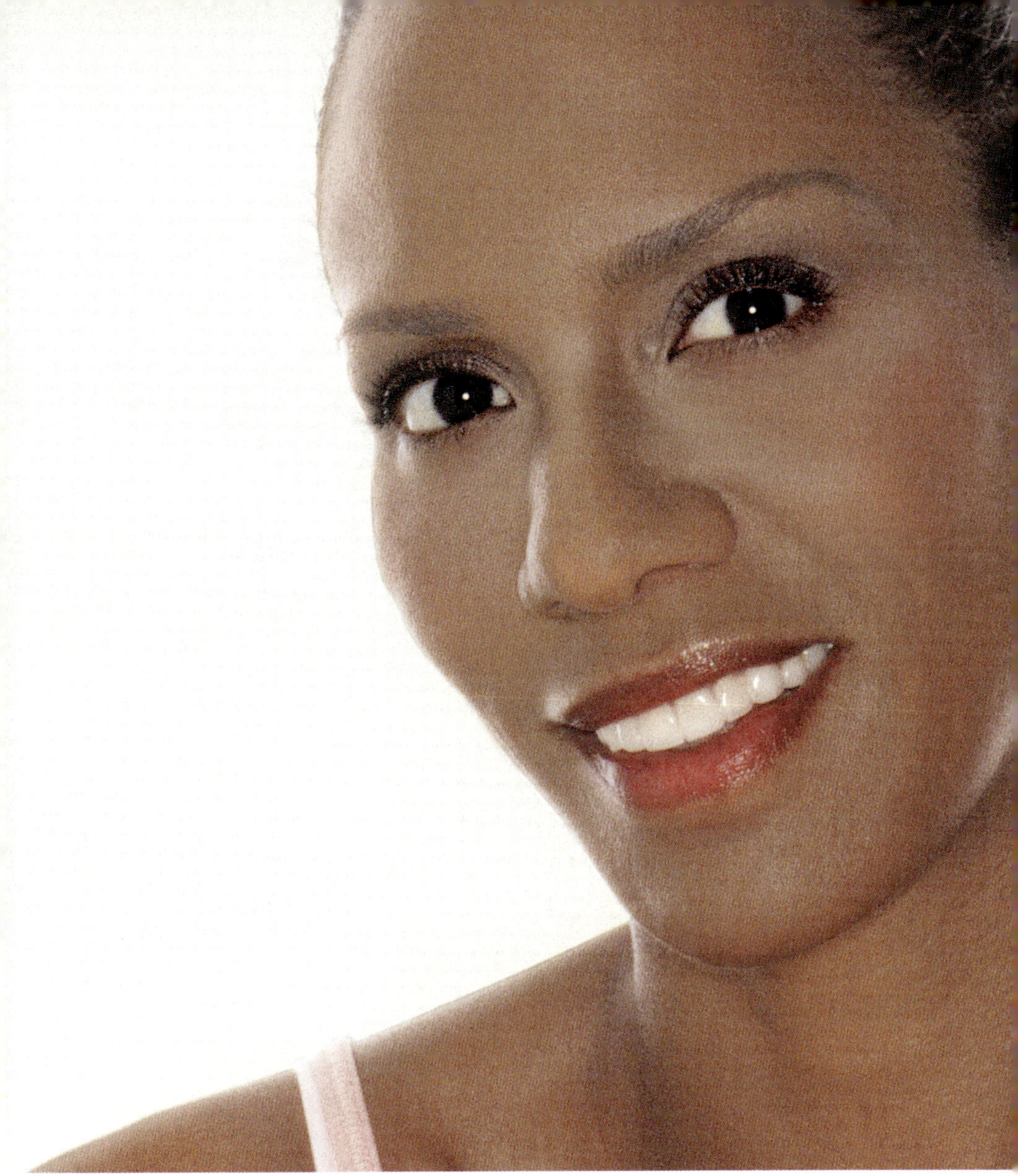

Simple Fitness Teil 3:

Richtig und genussvoll essen

Gutes Essen zählt für mich zu den schönsten Genüssen im Leben. Es geht einfach nichts über ein leckeres, möglichst selbst gekochtes Menü. Ich bekomme meistens schon beim Einkaufen Appetit. Wenn dann alles fertig gekocht ist und ich mit den Kindern oder mit Freunden am Tisch sitze, fühle ich mich einfach rundum wohl.

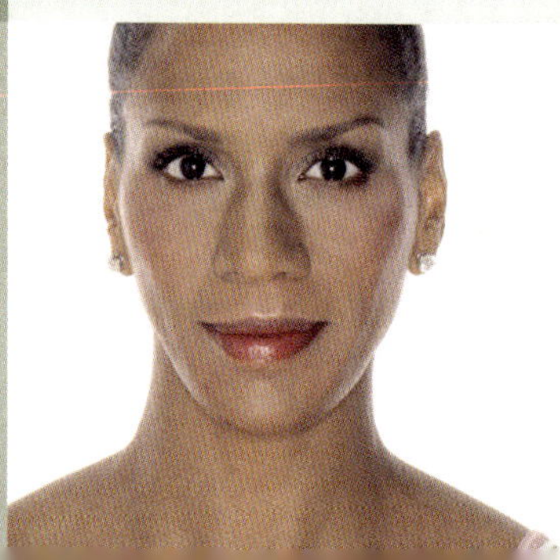

Gemeinsames Kochen gibt natürlich einen Extra-Kick. Mit Freunden zusammen schnippeln, schälen und braten steigert die Vorfreude auf die Köstlichkeiten enorm. Man kommt so richtig in Schwung und amüsiert sich bestens. Zumal ich keine Köchin bin, die gerne tagelang ein Sechs-Gänge-Menü vor- und zubereitet. Mir liegen die kleinen schnellen Gerichte einfach mehr. Deshalb finde ich auch gemeinsames Kochen so schön: Dann hat man schnell ein wunderbares Essen zubereitet, das man allein nie zustande gebracht hätte.

Gutes Essen macht nicht nur Laune, es ist auch extrem wichtig für die Gesundheit. Aber sind wir doch einmal ehrlich: Achten wir darauf, uns gesund zu ernähren? Lassen wir uns genug Zeit beim Essen? Genießen wir die Mahlzeiten? Oder sind wir nicht oft zu bequem, uns die nötige Zeit dazu zu nehmen, sicherlich auch weil wir mit so viel anderen Dingen beschäftigt sind? Es gab Zeiten, in denen auch ich nicht besonders viel Wert auf die richtige Ernährung gelegt, nur zu unregelmäßigen Zeiten gegessen und vor allem auch gar nicht darauf geachtet habe, dass immer alles frisch ist.

Vielen Leuten macht es nichts aus, sich aus der Mikrowelle, aus Konserven und vorwiegend von so genanntem Convenience Food zu ernähren. Ich kann es nicht. Es bleibt ja nicht nur der Geschmack auf der Strecke, auch die Gesundheit leidet. Dabei ist unser Körper doch das Wertvollste, was wir besitzen.

Was bringt uns dann trotzdem dazu, Lebensmittel zu kaufen, deren Zutatenliste sich liest wie eine Anleitung zum Atombombenbau? Wie kann eine Spargelcrèmesuppe drei Jahre haltbar sein, ohne den Geschmack zu verlieren? Warum schütten wir literweise Limonade in uns hinein, die aus Zucker (viel Zucker!), Farbstoffen und irgendwelchen E-Zusätzen zusammengerührt ist? Kann eine Pizza aus dem Tiefkühlfach für 98 Cent im Doppelpack überhaupt noch irgendeine natürliche Zutat enthalten? Und weil es nicht schmeckt, isst man das Zeug dann auch sehr schnell und zu viel davon, weil eben kein Genuss und damit auch keine Befriedigung aufkommen.

Ich mache das auf jeden Fall nicht mehr mit! In meinem Alltag spielt eine ausgewogene Ernährung seit ein paar Jahren eine sehr wichtige Rolle.

Ich merke, dass ich mich viel besser fühle, seit ich mich nicht mehr von diesem Industriezeug ernähre.

Natürlich, Ausnahmen kommen hin und wieder vor. Aber es sind eben Ausnahmen! Das ist der Unterschied. Ich vergleiche das immer mit einem Auto. Wenn Sie ein Hochleistungsauto haben, tanken Sie ja auch nicht irgendeinen billigen Sprit, weil dieses Auto dann nicht die Leistung bringt, die möglich wäre. Und so ist es auch mit unserem Körper. Er ist zu Höchstleistungen fähig (und das meine ich jetzt nicht im olympischen Sinn), er ist extrem wertvoll, aber man muss ihn dafür auch richtig behandeln. Und das Essen gehört eben dazu.

Das Schöne: Seit ich mich bewusster und besser ernähre, habe ich keinen Heißhunger und kein Völlegefühl mehr – jedenfalls nur noch ganz selten. Wie steht es mit Ihnen? Haben Sie auch schon einmal nach einem Essen gedacht, dass Sie die Aktion am liebsten wieder rückgängig machen würden? Vielleicht hatten Sie einfach keine Zeit einzukaufen und mussten sehen, was der Vorratsschrank hergibt. Oder der Koch Ihrer Betriebskantine hatte wieder einmal einen besonders schlechten Tag. Dann drückt es, Sie stoßen auf und der Nachgeschmack hängt Ihnen noch stundenlang in übler Weise im Hals. Furchtbar!

Ich will Ihnen meine Methode vorstellen, Unwohlsein und schlechtes Gewissen nach dem Essen zu vermeiden.

Damit Sie mich nicht falsch verstehen: Es geht mir nicht darum, Ihnen bis an Ihr Lebensende eine asketische Diät aus Möhrensaft und Weizenkeimen zu verordnen. Für so etwas bin ich selbst nicht der Typ. Mal ganz davon abgesehen, dass ich es auch für vollkommen überflüssig halte. Eine gesunde Ernährung muss keine Einschränkung bedeuten, wenn man es richtig anstellt. Und der Genuss am Essen lebt nun mal von der Vielfalt.

Genuss ist überhaupt ein gutes Stichwort. Das ist der eigentliche Kern meines Anliegens: Wir sollten den Genuss am Essen wiederentdecken. Bei jeder alltäglichen Mahlzeit. Dazu ist nicht viel Aufwand nötig. Man muss nur bewusster einkaufen und essen, das ist quasi schon alles.

Gerade für berufstätige Frauen spielt der Faktor Zeit eine große Rolle. Ich bin oft unterwegs und muss viele Termine wahrnehmen, aber auch wenn ich nicht zu Hause bin, gelingt es mir meistens, gesund und lecker zu essen. Und auch mit wenig Zeit und einfachen Mitteln lässt sich noch eine Menge erreichen. Dass gutes Essen kompliziert in der Zubereitung sein muss, ist Quatsch.

Gute Ernährung ist eher eine Frage der Gewöhnung und der Methode – und eine Konzentration auf die Qualität der Zutaten.

Das Gegenteil von gut: Essen aus der Fabrik

Die Lebensmittelindustrie tut ja wirklich alles, um unserer Bequemlichkeit entgegenzukommen. Wenn ich in Florida in einen dieser riesigen, vollklimatisierten Supermärkte gehe, erstaunt es mich immer wieder, welche unglaublichen Massen an Fertigprodukten angeboten werden. Fast jedes erdenkliche Gericht gibt es im Tiefkühlregal zur Auswahl – alles sehr ähnlich, als Light-, Öko-, SuperXXL- oder Weihnachtsversion.

In Deutschland heißen zwar die Marken anders und die Supermärkte sind kleiner, aber auch hier ist der Trend zu Fertigprodukten ungebrochen. Ein Besuch im Supermarkt ist wie ein Ausflug ins Schlaraffenland – oder wie in die Hölle. Alles verpackt, verschweißt (selbst Schlangengurken, die ja ihre eigene stabile Haut haben), eingetütet, ummantelt, aufeinander getürmt und ein Teil wie das andere. Kunststofftragen mit Äpfeln, alle in genau gleicher Färbung, Bananen mit derselben Krümmung, Ananas vom anderen Ende der Welt, in unreifem Zustand gepflückt und im Kühlcontainer zu uns verfrachtet,

Brote, die man im Blindversuch als Pappdeckel identifizieren würde. Welche gesunden Nährwerte sollen denn in diesem Zeug noch drinstecken, was soll da noch schmecken?

Außerdem: Auf der Waage macht sich das alles übel bemerkbar. Und zwar mit mehr als nur ein paar Pfunden zu viel. Ich benutze übrigens keine Waage mehr. Wir haben zwar zu Hause eine, ich stelle aber nur ab und zu die Kinder darauf, um zu prüfen, ob alles in Ordnung ist und sie sich altersgemäß entwickeln. Meiner Ansicht nach lügen Waagen. Hosenbund oder Jackenknopf sind viel bessere Indikatoren. Und natürlich das eigene Auge. Ich stelle mich öfter nackt vor den Spiegel und schaue, ob ich mir gefalle. Das ist viel wichtiger als irgendeine Zahl auf einer Waage, die frustriert nur.

Vor allem Frauen haben schwer damit zu kämpfen. Und dann geht es mit irgendeiner Diät los, für die man erst einmal ordentlich einkaufen gehen muss, die man nach ein paar Tagen aber schon wieder abbricht. Wahrscheinlich mit einem Pfund mehr als vorher.

Ich geb's zu:
Ich habe schon ein paar Diäten ausprobiert. Die haben alle aber nichts oder wenig gebracht.

Der Haupteffekt bestand darin, dass ich ein paar Tage vor allem ans Essen dachte und ein schlechtes Gewissen hatte, wenn ich gegen ein Diätverbot verstieß. Man degradiert seinen Körper zu einer Maschine, wenn man erwartet, dass jahrelanges Fehlverhalten sich mir nichts, dir nichts erledigen lässt, indem man einfach mal kurz auf Diät umschaltet. Essen wird zum Zwang und der Körper wird Ihr Feind – das ist meiner Ansicht nach der Haupteffekt von Diäten.

Seitdem ich eine andere Einstellung zum Essen gefunden habe, brauche ich keine Diäten mehr. Ich sündige natürlich auch ab und zu, gar keine Frage. Wenn ich durch die Gegend jette, kann ich manchmal nicht so essen, wie ich es gern möchte. Dann helfe ich mir danach eben mit einer kleinen Blitzdiät, so für drei oder vier Tage, beispielsweise mit einer Gemüsesuppe.

Manchmal lege ich auch ein paar Fastentage ein. Nicht, um abzunehmen, sondern um den Körper zu entschlacken. Ich trinke dann nur Kräutertees oder selbst gepresste Gemüse- bzw. Obstsäfte. So bekomme ich wieder ein reines Gefühl von meinem Körper – und einen klaren Kopf.

Das Gewicht allein ist nicht entscheidend

Nur noch mal zur Erinnerung: Es kommt nicht auf irgendeine Zahl an, hinter der die Einheit Kilogramm steht. Entscheidend ist, wie Sie sich fühlen. Jemand, der irgendeiner Tabelle zufolge genau das richtige Gewicht hat, kann trotzdem unattraktiv wirken, schlaff und uninteressant.

Und wenn Sie mehr Sport treiben als früher, dann haben Sie sowieso ein höheres Gewicht, weil die aufgebaute Muskelmasse mehr wiegt als das Körperfett. Sie wiegen also mehr, sind aber trotzdem schlanker. Schauen Sie einfach in den Spiegel und beantworten Sie die Frage, ob Sie sich gefallen. Und zwar ohne dass Sie sich mit einem Model oder Filmstar vergleichen und ohne dass Sie daran denken, ob Sie jemand anders schön findet. Es kommt nur auf Sie selbst an. Denken Sie daran.

Viel Flüssigkeit

Ich versuche, den ganzen Tag über sehr viel zu trinken; das ist gut für die Nieren und trägt außerdem zu einer schönen Haut bei. Wenn es irgendwie geht, trinke ich mindestens zwei Liter am Tag, vor allem Wasser. Ich gebe oft einen Spritzer Zitronen- oder Orangensaft hinein, das schmeckt besonders frisch und ist darüber hinaus gut für die Vitamin-C-Versorgung.

Aufräumen mit Ernährungsirrtümern

Es gibt ja jede Menge Ratgeber zu allen möglichen Diäten. Viele von ihnen strotzen von Halbwahrheiten und längst überholten Vorstellungen. Und sind auf Scheitern programmiert. Denn eine wirkungsvolle »Diät« ist keine Fastenkur, sondern eine gute Kombination aus Ernährungsumstellung, Sport und Genuss. Wenn Sie also erwartet haben, dass ich Ihnen an dieser Stelle ein ausgeklügeltes Programm vorstellen werde, mit dem Sie garantiert in zwei Wochen zehn Kilo verlieren, dann muss ich Sie leider enttäuschen. Von mir werden Sie kein Patentrezept zu hören bekommen.

Was ich Ihnen stattdessen anbieten kann, ist etwas viel Besseres: Ich erzähle Ihnen, wie ich es schaffe, mein Gewicht zu halten, und trotzdem nicht das Gefühl habe, ständig auf Diät zu leben.

Sie haben ja das Kapitel über Pilates gelesen. Was ich dort erklärt habe, gilt an dieser Stelle genauso. Es kommt in erster Linie auf die Einstellung an. Eine Diät bringt überhaupt nichts, wenn Sie nicht aus voller Überzeugung dabei sind. Eine Diät bringt auch nichts, wenn Sie das Ganze nur als vorübergehendes Übel ansehen. Eigentlich bringt eine punktuelle Diät im Allgemeinen überhaupt gar nichts. Wenn Sie wirklich abnehmen wollen, dann müssen Sie an Ihre Gewohnheiten heran. Und zwar dauerhaft. Alles andere ist gemogelt. Sie werden verzichten müssen, sicher, aber Sie werden sehen, dass es genug Möglichkeiten gibt, trotzdem noch Spaß am Essen zu haben. Vielleicht sogar, den Spaß erst dadurch wieder zu entdecken. Mir ist es auf jeden Fall so gegangen.

Die falsche Kalorienlehre

Bevor ich Ihnen meine Leitlinien der Ernährung näher erläutere, möchte ich aber noch schnell ein paar Irrtümer aus dem Feld räumen, die Sie bei Ihren Anstrengungen behindern könnten. Eins meiner Lieblingshassthemen sind die Kalorien. Immer noch finden sich auf vielen Lebensmittelverpackungen Angaben über Joule- oder Kaloriengehalt, die den Brennwert des Inhalts angeben. Dabei ist der Gedanke vom Zunehmen durch Kalorienexzesse eigentlich schon längst passé.

Die Kalorien wurden in den dreißiger Jahren des vergangenen Jahrhunderts als große Übeltäter ausgemacht und so konzentrierten sich die Diätempfehlungen über einen langen Zeitraum ganz darauf, die Kalorienzufuhr zu verringern. Diäten kamen immer mehr in Mode und sie wurden zu komplizierten Programmen, bei denen mit Kalorientabellen hantiert und peinlich genau der Brennwert jeder Mahlzeit ausgerechnet werden musste. Der Erfolg war trotzdem in den meisten Fällen nur kurzfristig.

Der Ursprung der Kalorientheorie

Das Prinzip der Kalorienreduktion war über lange Zeit die vorherrschende Meinung der meisten Ernährungswissenschaftler und Diätratgeber. Heutzutage gilt die Theorie als weitgehend überholt. Sie geht zurück auf eine Untersuchung, die amerikanische Ärzte 1930 durchführten. Aus Beobachtungen an Patienten folgerten sie, dass Übergewicht nicht auf eine Stoffwechselstörung, sondern auf eine zu kalorienreiche Ernährung zurückzuführen sei.

Die Untersuchung war methodisch nicht ganz wasserdicht, aber trotzdem machte die Schlussfolgerung schnell die Runde und gehörte bald zur medizinischen Allgemeinbildung. Zu viele Kalorien, so die Theorie, führen dazu, dass der Körper dem in Urzeiten gebildeten Mechanismus folgt und für Phasen der Notzeit aus dem Überschuss Reserven anlegt. Da Fett mit Abstand die höchsten Kalorienwerte pro Gramm besitzt, schien schnell klar, wodurch das immer stärker um sich greifende Übergewicht der Bevölkerung in den westlichen Wohlstandsländern verursacht wurde – fett essen wurde quasi in die Kategorie der Todsünden aufgenommen.

Die beiden Wissenschaftler stellten ihre Ergebnisse nach einiger Zeit zwar selbst in Frage. Trotzdem erwies sich die Theorie als erstaunlich langlebig. In einigen aktuellen Diätratgebern findet man immer noch Elemente davon.

In den sechziger Jahren, zeitgleich mit der immer größeren Verbreitung von Kühltruhen und Fertiggerichten, entdeckte die Nahrungsmittelindustrie das Thema für sich und begann, kalorienreduzierte Light- und Diätprodukte zu produzieren. Aber siehe da: Das Durchschnittsgewicht der Menschen sank nicht. Im Gegenteil, Fettleibigkeit und Herz-Kreislauf-Erkrankungen nahmen immer weiter zu.

Neue Einsichten – große Erfolge – unbeschwerter Genuss

Erst in den achtziger Jahren kehrten einige Ernährungswissenschaftler der herrschenden Kalorienlehre den Rücken und konzentrierten sich auf die Qualität der modernen Nahrungsmittel. Und Sie ahnen es schon: Sie erkannten, dass in erster Linie die industrielle Produktion und der Trend zum Fast Food die Verursacher der Gewichtszunahme sind. Nicht die Kalorienzahl entscheidet über Zu- oder Abnahme, sondern die Qualität und Zusammensetzung der Inhaltsstoffe eines Nahrungsmittels. Unter diesem Gesichtspunkt sind gerade die vielen Light-Produkte besonders schädlich, da ihnen zur Kalorienreduzierung wesentliche Nährstoffe und die Faserstoffe entzogen werden. Natürlich: Auch der Bewegungsmangel trägt das Seine zur Verfettung bei.

Ernährungsregeln, denen ich folge

Es gibt ja wahnsinnig viele Patentrezepte, welche Art von Ernährung bzw. Diät am besten sei. Fast jedes Jahr kommt etwas Neues auf den Markt, aber wenn man diese Moden verfolgt, merkt man, dass alles schon mal so oder so ähnlich da war. Sodass ich nie einer neuen Lehre vollkommen folge, sondern herausgreife, was mir einleuchtend und vernünftig erscheint. Ich kombiniere diese Erkenntnisse einfach miteinander – und siehe da: Es funktioniert bestens. Meine drei Grundpfeiler sind:

1. das, was mir meine Mutter übers Essen beigebracht hat
2. das Wissen über den glykämischen Index
3. die Tatsachen über natürliche Fatburner

Was mir meine Mutter übers Essen beigebracht hat

Meine Mutter kochte makrobiotisch, das heißt, sie hat alles frisch eingekauft und zubereitet und nie aus Dosen oder Ähnlichem gekocht. Sie hat viele Getreide verwendet, natürlich immer Vollkorn. In der Küche stand immer etwas auf der Ablage, was gerade quellen musste. Ich selbst koche heute zwar nicht so. Aber was ich von meiner Mutter übernommen habe, ist der unbedingte Anspruch an die Qualität der Lebensmittel, also an Frische, an Reife, an den Umgang der Hersteller mit Dünger und chemischen Unkraut- oder Pilzvernichtern.

Ich esse nur wenig Fleisch, Schweinefleisch überhaupt nicht und Rindfleisch nur dann, wenn es von allererster Qualität ist. Fisch und Hühnchen stehen dafür bei mir oft auf der Speisekarte. Alles immer ohne dicke Soßen, dafür leicht mariniert, mit Salat oder Nudeln und Gemüse dazu.

Was ich übrigens auch von meiner Mutter übernommen habe, ist der uralte Leitspruch über die Mahlzeitenverteilung:

»Am Morgen essen wie ein Kaiser, am Mittag wie ein König, am Abend wie ein Bettelmann.«

Glücklich mit dem Glyx-Index

Den Glyx-Index kennen Sie sicher, nicht nur in den USA spricht jeder davon, auch in Deutschland gibt es eine richtige Glyx-Bewegung. Populär wurde der Glyx-Index zunächst durch den französischen Autor Michel Montignac: Sich auf Erkenntnisse von Medizinern und Ernährungswissenschaftlern beziehend, stellte er 1987 eine ganz spezielle Diät vor. Sein Buch *Essen gehen und dabei abnehmen* wurde ein großer Erfolg. Das Konzept, auf umständliche Kalorienzählerei und anstrengendes Weghungern der Pfunde zu verzichten, kam gut an und scheint bei vielen Menschen zum Erfolg zu führen. Der Schwerpunkt liegt hier vor allem auf der richtigen Zusammenstellung der Nahrungsmittel und dem Verzicht auf die Produkte der Fabrikfertigung.

Es gibt unproblematische Kohlenhydrate mit einem niedrigen glykämischen Index, wie sie zum Beispiel in allen Vollwertprodukten und natürlichem Gemüse enthalten sind, und schlechte Kohlenhydrate, die in zuckerhaltigen und aus raffiniertem Mehl hergestellten Speisen stecken.

Schlechte Kohlenhydrate sind es, die den Insulinspiegel in die Höhe treiben und so die Fetteinlagerung fördern.

Der glykämische Index – die neue Zauberformel

Worum geht es beim glykämischen Index? Der Wert ist eine Vergleichsgröße, die angibt, wie hoch das Potenzial eines Kohlenhydrats ist, Blutzucker freizusetzen. Nahrungsmittel mit einem hohen Wert (reiner Traubenzucker, also Glukose, besitzt als Richtgröße den Wert hundert) sorgen für eine starke Überzuckerung (Hyperglykämie) des Bluts. Infolgedessen sondert die Bauchspeicheldrüse Insulin ab. Dies ist notwendig, damit der Zucker in die Zellgewebe eindringen und dort verbrannt werden kann. Ein Nebeneffekt des Insulins besteht allerdings darin, dass es in bestimmtem Zellgewebe auch eine Speicherung der im Blut gelösten Fettsäuren verursacht. Der Verzehr von Fett allein ist also gar nicht das eigentliche Problem. Fett beeinflusst die Konzentration des Blutzuckers nicht, es kommt zu keiner Hyperglykämie und deshalb auch nicht zur übermäßigen Anlagerung von Fettreserven.

Problematisch ist dagegen der häufige Verzehr von kohlenhydrathaltigen Lebensmitteln mit einem hohen glykämischen Index, die ein wesentlicher Bestandteil von industriell gefertigtem Essen sind. Es werden permanent Hyperglykämien ausgelöst und Fehlfunktionen der Bauchspeicheldrüse verursacht, die dann ständig zu viel Insulin abgibt. Erst durch diese Kombination entstehen die gefürchteten Fettpolster. Michel Montignac bezeichnet die Kohlenhydrate mit einem hohen glykämischen Index in seinem Buch als das »trojanische Pferd« der Fette.

Das steckt drin: der Glyx-Faktor einiger ausgewählter Lebensmittel

Je niedriger die Zahl, desto besser. Beachten Sie auch den Unterschied zwischen den frischen, unverarbeiteten Lebensmitteln und ihrer zubereiteten Form.

Ananas 66
Apfel 30
Avocado 20
Banane 54
Blattsalat 10
Brötchen 73
Buttermilch 35
Croissant 85
Eiscreme 70
Erdnüsse natur 20
Frühstücksflocken 90
Honig 58
Kartoffelchips 95
Kartoffeln, gekocht 70
Kartoffelpüree (Tüte) 90
Linsen (braune) 30
Linsensuppe (aus der Dose) 38
Maltose (z. B. im Bier) 110
Pilze bis zu 15
Vollkornbrot 38
Weintrauben 46
Weißbrot 85
Zucchini bis zu 15

Gute und schlechte Fette

Wie bei den Kohlenhydraten muss man auch bei den Fetten unterscheiden: Ein erhöhter Cholesterinspiegel, der eine wesentliche Ursache für Herz-Kreislauf-Erkrankungen ist, wird nämlich von gesättigten Fetten, wie sie in Fleisch, Wurst, Butter oder Käse vorkommen, verursacht. Unschädlich sind dagegen solche Fette, die den Cholesterinspiegel kaum beeinflussen oder sogar senken. Diese stecken vor allem in Geflügel, Krustentieren und schonend behandelten Pflanzenölen. Fischfette »verflüssigen« zusätzlich noch das Blut und beugen so Thrombosen vor.

Gute, weil ungesättigte Fette: Olivenöl, Rapsöl, Leinöl, Traubenkernöl, Oliven, Nüsse, Fisch, mageres Fleisch, Käse wie Mainzer Handkäse, Ziegenkäse, Parmesan, Edamer etc.

Schlechte, weil gesättigte Fette: Kokosöl, Palmfett, Schweineschmalz, Mayonnaise, Butter, Speck, Sahne, Wurst, Käse wie Appenzeller, Frischkäse, Camembert, Blauschimmelkäse etc.

Sehr erfolgreich: die South-Beach-Diät

Auf dem Prinzip des glykämischen Index basiert auch die South-Beach-Diät des amerikanischen Kardiologen Dr. Arthur Agatston. Agatston ist Herzspezialist und arbeitet hier in Florida als Direktor eines Medizinischen Zentrums. Seine Diätempfehlungen hat er aus Beobachtungen bei seiner täglichen Arbeit zusammengestellt. Ursprünglich wollte er nur ein Programm zur Vorbeugung von Herz-Kreislauf-Erkrankungen entwickeln, wobei sich jedoch herausstellte, dass viele Patienten nebenbei ihr Übergewicht senken und das Ergebnis auch dauerhaft halten konnten. Hier in Miami kommt seine Diät supergut an, einige Restaurants bieten sogar Menüs nach den Prinzipien von Dr. Agatston an. Sein Buch ist ein Bestseller, auch in Deutschland.

Ziel der South-Beach-Diät ist, die Nahrung auf günstige Fette und Kohlenhydrate umzustellen. Für alle, die ihre Ernährungsgewohnheiten verändern müssen und sich damit schwer tun, und für die, die als Erstes mal einige Kilo weghaben wollen, ist die South-Beach-Diät prima. Es gibt nämlich zwei Phasen, die zum Abnehmen vorgesehen sind, und eine, mit der Sie dann Ihr Gewicht dauerhaft halten können – ohne dass Sie ständig darauf aufpassen müssen, was Sie zu sich nehmen. Sie steigen also in ein Programm ein, das nicht als Kurzfristplan angelegt ist, sondern dauerhaft praktiziert wird.

Mir gefällt die South-Beach-Diät deshalb gut, weil sie meinen eigenen Vorlieben sehr entgegenkommt und viele Lebensmittel verwendet werden, die ich bevorzuge, wie Fisch, leichte Beilagen usw.

Natürliche Fatburner

Medizinisch nicht gestützt, aber sehr im Trend ist die Ansicht, dass verschiedene Lebensmittel bzw. ihre Inhaltsstoffe dabei helfen, das Fett schneller abzubauen, weil sie die Fettverbrennung anregen. Das sind die so genannten Fatburner. Dazu gehören unter anderem Vitamin C, Kalzium, Magnesium und Eiweiß, aber auch kohlenhydratreiche Speisen – wenn sie richtig kombiniert werden. Also beispielsweise Braten mit Reis statt mit Nudeln, fetter Fisch wie Makrele mit Gemüse oder Salat, Avocado mit Shrimps oder einfach nur mit Zitronensaft und Dill usw.

Fatburner, die gesund sind und schmecken: Müsli, Vollkornbrot, Obst, Gemüse, vor allem in rohem Zustand, Hülsenfrüchte, Reis, Milch und Milchprodukte (mager), Nüsse und Samen, Fisch und Schalentiere.

Mein Tipp: Mehr Kalzium essen!

Kalzium ist ein ganz wichtiger Baustein für Knochen und Zähne, außerdem wirkt Kalzium positiv auf Nerven und Muskeln ein. Deshalb sollte man unbedingt auf eine Ernährung mit ausreichender Menge an Kalzium achten. Gerade wir Frauen brauchen viel Kalzium, besonders während Schwangerschaft und Stillzeit. Wenn Sie sich Ihr Leben lang gut mit Kalzium versorgen, verringern Sie die Gefahr, im Alter an Osteoporose zu erkranken. Kalziumreiche Lebensmittel sind in erster Linie Milch und Milchprodukte, dazu gehört natürlich auch Käse. Vor allem Parmesan versorgt Sie mit sehr viel Kalzium. Grundsätzlich gilt: je gereifter der Käse (beispielsweise alter Camembert), desto mehr Kalzium. Achten Sie außerdem auf kalziumreiches Mineralwasser. Bei der Kennzeichnung der Inhaltsstoffe sollte Ihr Mineralwasser bei Kalzium einen Wert von mehr als 400 mg/l aufweisen. Auch Trockenfrüchte, etwa Aprikosen, sind gute Mineralienspender.

Meine zehn Ernährungsregeln

1. Generell bin ich für sehr einfache und flexibel zu handhabende Rezepte. Denn es muss natürlich noch genügend Freiraum geben, um zu improvisieren.
2. Ich liebe die mediterrane Küche, deshalb gibt es bei uns viel Salat, Früchte, Fisch und Huhn.
3. Ich achte immer auf möglichst frische Zutaten und darauf, bevorzugt das einzukaufen, was gerade der Jahreszeit entspricht. In Miami geht das natürlich ganz leicht, aber auch in Deutschland kommt man prima zurecht, wenn man mal über den Wochenmarkt bummelt. Obst und Gemüse, das in unreifem Zustand geerntet und dann über tausende von Kilometern transportiert wird, hat einfach nicht mehr den Nährstoffgehalt, den frische Sachen aufweisen.
4. Bei meiner Mutter esse ich auch gern die »altmodischen« Gemüsegerichte wie Wirsingrouladen und Ähnliches. Wussten Sie übrigens, dass Wirsing und Grünkohl extrem hilfreich bei der Vorbeugung gegen Darmkrebs sein können?

5. Ich versuche, die Speisen möglichst schonend zuzubereiten, also durch Dämpfen, Dünsten oder vorsichtiges Grillen. Das ist nicht nur gesund, sondern bringt auch den Eigengeschmack der Zutaten besser zur Geltung.
6. Ich achte auf ballaststoffreiche Kost. Das hält den Darm in Schwung und verhindert Verdauungsprobleme.
7. Ich trinke sehr wenig Alkohol: weil er dick macht, weil er – regelmäßig und in höheren Dosen genossen – ungesund ist.
8. Ich überlege mir bei vielen Sachen, ob ich sie unbedingt essen muss. Ein Keks hier, ein Bonbon da – das läppert sich und Sie haben trotzdem nie das Gefühl, satt und zufrieden zu sein.
9. Ich versuche, meine Portionen klein zu halten. Was erst mal gekocht ist und auf dem Teller liegt, isst man ganz sicher auf. Auch wenn man gar keinen Hunger mehr hat. Ein guter Trick dabei ist auch, sein Essen mit jemandem zu teilen.
10. Ich esse langsam und kaue alles möglichst oft. Die Hundert-Mal-kauen-Regel schaffe ich zwar auch nicht immer, aber ich versuche es wenigstens.

Wie gesagt, es kommt in erster Linie auf die Zutaten an. Und ich bin in Florida natürlich verwöhnt, wir haben ja immer frischen Fisch zur Verfügung, und unsere Früchte stammen geradewegs aus dem Paradies. Aber auch in Deutschland lässt es sich gut einkaufen, das weiß ich von meinen Besuchen, und meine Mutter bestätigt es auch immer wieder.

Kleiner Tipp zum Thema Salz: Sie sollten prinzipiell sparsam salzen. Den größten Effekt erzielen Sie, wenn Sie die Speisen erst unmittelbar vor Kochende bzw. vor dem Servieren damit würzen. Sie brauchen dann viel weniger, und der Geschmack entfaltet sich viel besser. Probieren Sie auch einmal den Unterschied zwischen ganz normalem Industriesalz und gutem Meersalz. Sie werden sehen, dass Welten dazwischenliegen.

Noch eins: Ganz wichtig ist auch, wie Sie essen. Stopfen Sie nichts nebenbei in sich hinein, zwischen zwei Terminen, auf dem Weg zum Fußballtraining der Kinder oder dann, wenn Sie eigentlich mit etwas anderem beschäftigt sind.

Alleinlebende sind besonders gefährdet. Meine Freundin Jill zum Beispiel sagt, dass sie auf ein anständiges Frühstück nicht verzichten kann, und stellt sich jeden Morgen eine ordentliche Palette von leckeren und gesunden Sachen auf den Tisch. Aber da sie eben allein isst, liest sie gegen die Langeweile und weil sie in ihrem Job als Maklerin immer gut informiert sein muss, die Zeitung. Sie sagt es selbst, kann aber nichts dagegen machen: Sie weiß oft gar nicht, was sie gegessen hat, ob sie Käse oder Quark auf dem Brot hatte. Und noch viel weniger weiß sie natürlich, wie viel sie gegessen hat. In höchstens zwanzig Minuten ist die Aktion vorbei, sie hat eigentlich noch nicht mal ein richtiges Sättigungsgefühl, weil die bewusste Wahrnehmung der Speisen wesentlich für das Eintreten der Sättigung ist.

Kurz und gut: Wenn Sie sich etwas wert sind, dann sollten Sie schon aus Respekt gegenüber sich selbst das Essen in Ruhe und mit allen Sinnen genießen.

Meine Lieblingsrezepte

Da ich in der Küche viel improvisiere (manchmal gezwungenermaßen, etwa wenn meine Söhne wichtige Zutaten für ein geplantes Gericht schon vorher aufgegessen haben und ich mir etwas anderes ausdenken muss), haben die meisten der folgenden Rezepte keine ganz genauen Mengenangaben. Nehmen Sie die Rezepte einfach als Anregungen, wandeln Sie sie ab und kombinieren Sie sie mit Ihren eigenen Ideen.

Porridge

1 Schale Erdbeeren
2 Bananen
2 Tassen Dinkel- oder Haferflocken
250 g Erdbeerjoghurt
2 EL Weizenkleie
1 EL Leinsamen
1 EL brauner Zucker
50 ml Schlagsahne

Die Erdbeeren waschen, putzen und je nach Größe halbieren oder vierteln. Bananen schälen und in Scheiben schneiden.

Die Dinkel- beziehungsweise Haferflocken in einen Topf mit 0,5 Liter kochendem Wasser einrühren und ca. zehn Minuten köcheln lassen, bis sie aufgequollen sind, dann vom Herd nehmen und die Flocken durch ein Sieb abgießen.

Erdbeerjoghurt, Weizenkleie und Leinsamen untermischen, etwas braunen Zucker dazugeben und in Schälchen füllen. Mit den Erdbeeren und Bananenscheiben garnieren und mit flüssiger Sahne übergießen. Falls Sie auf Kalorien bzw. auf Cholesterin besonders achten wollen, dann ersetzen Sie die Sahne durch Joghurt.

Für 4 Personen

Dieses Rezept habe ich in Bioleks Show *Alfredissimo* vorgestellt. Es steht seitdem auf seiner Internetseite. Die meisten Zuschauerreaktionen sind sehr positiv: »Fast schon zu gut, um gesund zu sein.« Aber es gibt natürlich auch die notorischen Porridgehasser: »Schmeckt nicht!« Dieser Porridge ist aber in jedem Fall einen Versuch wert.

Mexikanisches Rührei

3 bis 4 Eier
1 kleine Tomate
1 kleine Zwiebel
1/4 Paprikaschote
1 Chilischote (Kerne entfernen)
frischer Koriander
Salz
Pfeffer

Gemüse klein schneiden, in der Pfanne mit wenig Öl sanft anbraten (mit den Zwiebeln beginnen). Dann die gequirlten und mit Salz und Pfeffer gewürzten Eier zugeben und alles miteinander vermischen. Kurz bevor die Masse ganz gestockt ist, den frischen, klein geschnittenen Koriander unterheben.

Die Mexikaner essen gern scharf. Wenn Sie es milder wollen, lassen Sie die Chilischote einfach weg. Auch der Koriander ist typisch mexikanisch. Es muss aber frischer sein, gestoßene oder gemahlene Koriandersamen schmecken hierbei nicht.

Für 2 Personen

Mariniertes Fischfilet

Saft einer ungespritzten Zitrone
Salz
Pfeffer
Olivenöl

Pro Person ein Fischfilet, zum Beispiel Seebarsch

Aus den Zutaten die Marinade herstellen, das Fischfilet ca. zwanzig Minuten darin marinieren. Dann kurz auf den Grill legen, in der Pfanne mit wenig Fett braten oder in Alufolie wickeln und im vorgeheizten Backofen backen.

Dazu gibt es braunen Reis, in den ich ca. zehn bis fünfzehn Minuten vor dem Kochende noch klein geschnittene Gemüse wie Brokkoli, Möhren, Zucchini usw. gebe. Das bleibt dann schön knackig. Ein bisschen salzen und eventuell pfeffern.

Als Alternative für die Beilage kommen auch asiatische oder Vollkornnudeln in Frage: Ich brate verschiedene klein geschnittene Gemüse mit ein bisschen Sojasauce und ein oder zwei Knoblauchzehen an und mische dann die gekochten Nudeln darunter.

Marinierte Hühnerbrust

2 bis 3 cm frische Ingwerwurzel
Sojasauce
Honig

Die Ingwerwurzel schälen und in sehr kleine Scheibchen schneiden oder raspeln. Mit der Sojasauce und dem Honig mischen und die Hühnerbrustfilets darin mindestens zwanzig Minuten ziehen lassen. Statt die Filets in eine Schale zu legen, können Sie sie auch in einen Bratschlauch oder Gefrierbeutel geben und die Marinade dazugießen. Fest verschließen. So können Sie die Filets noch einfacher wenden und die Marinade zieht überall gleichmäßig ein.

Nach dem Marinieren die Filets kurz auf den Grill legen, in der Pfanne mit wenig Fett braten oder in Alufolie wickeln und im vorgeheizten Backofen backen.

Als Alternative für die Marinade kommt auch eine Mischung aus Bitterorange, Orangensaft, Olivenöl, Knoblauch, Salz und Pfeffer in Frage. Dazu ebenfalls Gemüsereis (siehe letztes Rezept) oder Salat.

Pro Person
1 Hühnerbrustfilet

Mein Tipp: Machen Sie sich ein paar Marinaden auf Vorrat. Dann geht das Kochen noch schneller. Im Kühlschrank halten sie sich auch über ein paar Wochen.

Artischocken auf italienische Art

Den Zitronensaft in 1 l Wasser geben. Die Artischocken abspülen und die äußeren Blätter entfernen. Den Stiel knapp unter der Blüte abschneiden, die geputzten Artischocken so lange in das Zitronenwasser legen, bis Sie mit allem fertig sind. Dann das Wasser abgießen und die Artischocken trockentupfen. Die Artischocken mit dem Stiel nach oben in eine tiefe Pfanne setzen. Alle Zutaten dazugeben und erhitzen. Ca. dreißig Minuten sanft köcheln lassen (testen Sie: Die Artischocken sind fertig, wenn sich ohne Mühe ein Blatt herausziehen lässt).

Auf einer Platte anrichten, die Sauce darübergeben. Achten Sie darauf, dass die Artischocken nicht in der Sauce untergehen. Wenn Sie zu viel davon haben, servieren Sie einen Teil davon separat.

Das ist eigentlich eine Vorspeise. Wenn Sie pro Person aber zwei Artischocken nehmen, ist es eine ordentlich Hauptspeise.

Saft einer ungespritzten Zitrone

6 Knoblauchzehen

4 große, reife Artischocken

Olivenöl

Butter

1 EL glatte Petersilie

1 EL gehackte frische Minze

4 kleine getrocknete Peperoncinischoten

2 Tassen gute Gemüse- oder Hühnersuppe (Glas)

Salz

Für 4 Personen

Limettenspaghettini

3/4 Tasse Olivenöl
ca. 150 g geriebener frischer Parmesan
gehackter frischer Rosmarin
Saft von 2 bis 3 Limetten
Salz
frisch gemahlener schwarzer Pfeffer
800 g frische oder tiefgefrorene Spaghettini

In einer großen Schüssel alle Zutaten, außer den Spaghettini, mischen. Die Nudeln in Salzwasser al dente kochen. Gut abschütten, 1 EL des Nudelwassers auffangen und durch die Nudeln ziehen. Die Nudeln in die Schüssel mit der Sauce geben, mischen und sofort servieren, am besten in vorgewärmten tiefen Tellern.

Nehmen Sie die besten Nudeln, die Sie bekommen können, und den wirklich originalen Parmesan. Für die Käsefans sollte man übrigens zusätzlich noch eine Schale mit frisch geriebenem Parmesan auf den Tisch stellen.

Für 8 Personen

Ich liebe dieses Rezept, weil die Zubereitung blitzschnell geht und alle beeindruckt sind, wenn sie mal diese ganz andere Art von Nudeln bekommen. Hier kommt es übrigens ganz entschieden auf die Zutaten an.

Turkeyburger

4 Hamburgerbrötchen, am besten Vollwertbrötchen aus dem Bioladen

500 g Putengehacktes (ersatzweise Lamm- oder mageres Rindergehacktes)

Salz

Pfeffer

fertige Kräutergewürzmischung oder frischer Thymian und Oregano

Olivenöl

4 Scheiben Tomaten

4 bis 6 Scheiben Gurke

4 Salatblätter

Für 4 Personen

Die Zutaten mit dem Gehackten mischen, auch das Öl dazugeben, das bindet und macht die Mischung schön glatt. Vier flache Frikadellen daraus formen, auf dem Grill oder in der Pfanne mit wenig Fett braten. Jedes Brötchen quer in zwei Hälften schneiden, auf die untere Hälfte das Salatblatt legen, darauf eine Frikadelle, darauf Tomate und Gurke. Als Deckel die andere Brötchenhälfte.

Meine Kinder lieben Burger, und das ist die gesunde Version der sonst üblichen Industrieburger.

Nudeln mit Tomatensauce

400 g Vollkornnudeln
700 g Tomaten
2 Zwiebeln
Salz
Pfeffer

Die Tomaten häuten: mit kochendem Wasser überbrühen, fünf bis sieben Minuten ziehen lassen; dann das Wasser abschütten und die Haut abziehen. In kleine Stücke schneiden. Die gehackten Zwiebeln in wenig Fett glasig dünsten, die Tomaten dazugeben und alles ca. zehn Minuten köcheln lassen, bis eine sämige Soße entstanden ist. Salzen und pfeffern und auf die gekochten Nudeln geben.

Das ist der beste »Ketchupersatz«, den es gibt! Für Erwachsene können Sie das Ganze noch etwas interessanter machen, indem Sie schwarze Oliven dazugeben, mit Basilikum, Thymian oder Oregano würzen, ein paar scharfe Chilischoten hineinschneiden oder Parmesan darüberstreuen.

Für 4 Personen

Wenn es nicht vegetarisch sein muss, können Sie in Scheiben geschnittene Würstchen in die Sauce geben oder ein paar Stücke Fisch darin garen lassen. Mit Huhn lässt sich natürlich auch etwas daraus machen. Oder Sie braten in einem Extrapfännchen noch ein paar Salbeiblätter und einige Scheibchen Knoblauch kross und streuen dies über die Sauce – köstlich!

Traubendiät

Essen Sie die gut gewaschenen Trauben über den Tag und teilen Sie sich die Brotscheiben so ein, wie Sie möchten. Ersatzweise können Sie sich auch ein kleines Müsli gönnen. Am besten nach 18 Uhr nichts mehr essen. Länger als drei Tage sollten Sie diese Diät nicht durchführen.

1/2 Kilo blaue oder weiße Trauben

4 Scheiben Vollkornbrot

Magerquark oder magerer Käse

Trauben sind sehr gesund, sie schmecken ausgezeichnet und sind besonders für Diätler geeignet, die Lust auf Süßes haben. Ein positiver Nebeneffekt besteht darin, dass Trauben reinigend auf den Darm wirken.

Für 1 Person pro Tag

Gemüsesuppe

4 Kartoffeln
4 Möhren
2 Fleischtomaten
1 Bund Staudensellerie
1 Gemüsezwiebel

Die Gemüse klein schneiden, in einen Topf geben und mit Wasser bedecken. Sanft köcheln lassen, bis alles gar ist. Nach Belieben würzen, aber möglichst auf Salz verzichten.

Essen Sie die Suppe mittags unpüriert und abends püriert als Gemüsecremesuppe, das sorgt zumindest für optische Abwechslung. Wenn Sie das drei Tage lang machen, sollten Sie ein paar Pfund abnehmen.

Für 1 Person pro Tag

Das ist meine Variante der »magischen Kohlsuppe«. Wenn Sie einen Weißkohl verwenden wollen, spricht natürlich nichts dagegen. Ich würde jedoch nicht empfehlen, die Kohlsuppendiät sieben Tage durchzuführen. Das ist zu einseitig.

Diät von Steak und Salat

Mittags und abends je 150 g Steak fettfrei in einer Spezial- oder Teflonpfanne braten. Dazu einen Salat anmachen. Alternativ können Sie sich auch etwas Gemüse ohne Fett dünsten.

300 g Steak (von Rind, Pute oder Hähnchen)

Salat nach Belieben

Kräuter

je 1 TL Olivenöl und Essig oder Zitronensaft

Wenn Sie zwischendurch etwas brauchen:
Essen Sie ein oder zwei Tomaten, machen Sie sich ein bisschen Chicoree mit Zitronensaft an oder knabbern Sie eine Möhre. Zum Frühstück ist eine Scheibe Vollkorn- oder Knäckebrot erlaubt.

Für 1 Person pro Tag

Auch als Zwischenmahlzeit gut: Säfte

Der Vorteil an selbst gepressten Säften: Man weiß genau, was drin ist. Sie können also sicher sein, dass nichts mit Wasser gestreckt oder künstlich gesüßt ist. Sie können variieren, wie Sie wollen, oder auch Reste verwerten – und das Ganze geht blitzschnell. Sie benötigen allerdings einen Entsafter, doch die Anschaffung lohnt sich.

Die Säfte sind supergesund und schmecken dabei auch noch hervorragend. Sie sind erfrischend, wirken als richtige Energiespender und sind auch bestens als alkoholfreie Cocktails vor dem Abendessen geeignet. Je nach Zutaten ersetzen sie sogar eine Zwischenmahlzeit.

Außerdem: Kinder, die notorische Obstverweigerer sind, können Sie mit einem Saft doch meistens locken.

Alle Angaben gelten für ein Glas.

Bei allen Säften mit Möhrenanteil empfiehlt es sich, zu dem gepressten Saft ein paar Tropfen Pflanzenöl zu geben, damit das Vitamin A der Möhren vom Körper besser aufgenommen werden kann.

Sommerfrische

Die Tomate in kleine Stücke schneiden. Die Gurke vierteln und in schmale Streifen schneiden. Den Sellerie in 3 bis 4 cm große Stücke schneiden. Alles in den Mixer geben.

Genau das Richtige für einen heißen Sommertag. Wenn Sie noch ein Blatt frische Minze als Dekoration dazugeben, ist die Erfrischung komplett.

1 große reife Tomate

1/2 Gurke

1 Stange Staudensellerie

1 kleines Stück Zitrone oder Limette

Winterfreude

Die Möhren mit der Gemüsebürste schrubben und in 3 bis 4 cm große Stücke schneiden. Die Rote Bete in kleine Stücke schneiden, alles in den Entsafter geben. Danach das Öl zufügen.

Ideal, um in der dunklen Jahreszeit Energie zu tanken und die Vitalität anzukurbeln.

6 Möhren

1 halbe oder 1 ganze Knolle Rote Bete

3 Stängel Petersilie

ein paar Tropfen Traubenkern- oder anderes gutes Pflanzenöl

Möhren-Ingwer-Cocktail

5 Möhren
ein halber Apfel
frische Ingwerwurzel, ca. 1 cm
eine Hand voll Petersilie
ein paar Tropfen Traubenkern- oder anderes gutes Pflanzenöl

Die Möhren mit der Gemüsebürste schrubben und in 3 bis 4 cm große Stücke schneiden. Den Apfel in kleine Stücke schneiden. Den Ingwer in Scheiben schneiden, wenn nötig. Alles zusammen in den Entsafter geben. Danach das Öl zufügen.

Dieser Cocktail hilft,
Ihren Cholesterinspiegel zu senken.

Verdauungsfreund

6 bis 7 Möhren
eine Hand voll Spinat
ein paar Tropfen Traubenkern- oder anderes gutes Pflanzenöl

Die Möhren mit der Gemüsebürste schrubben und in 3 bis 4 cm große Stücke schneiden. Die erste Hälfte der Möhren in den Entsafter geben, dann den Spinat, anschließend die zweite Hälfte der Möhren. Nach dem Pressen das Öl zufügen.

Hilft bei der Verdauung und enthält viele Vitamine.
Trinken Sie diesen Saft am besten zum Essen.

Augentrost

Die Möhren mit der Gemüsebürste schrubben und in 3 bis 4 cm große Stücke schneiden. Alles in den Entsafter geben. Danach das Öl zufügen.

Wenn Sie rote Augen haben, sollten Sie sich zehn Minuten lang ein paar mit Kamillentee getränkte Wattepads auf die geschlossenen Augenlider legen. Zusätzliche Linderung von innen verschafft dieser Saft.

6 Möhren

eine große Hand voll Grünkohl oder glatte Petersilie ohne Stil

ein paar Tropfen Traubenkern- oder anderes gutes Pflanzenöl

Starkmacher

Die Möhren mit der Gemüsebürste schrubben und in 3 bis 4 cm große Stücke schneiden. Den Sellerie in 3 bis 4 cm große Stücke schneiden. Zuerst den Knoblauch, dann die Gemüse in den Entsafter geben.

Ein Saft für das ganze Jahr. Mir schmeckt er aber besonders gut im Herbst, weil ich das Gefühl habe, dass man dann etwas Kräftigeres braucht.

6 Möhren

2 Stangen Staudensellerie

eine Hand voll Petersilie

2 Knoblauchzehen

Zusammengefasst: Meine zehn Sätze zur Lebenskunst

1. Passen Sie auf sich auf. Essen Sie gut, kümmern Sie sich um Ihren Körper und Ihre Seele. Sie brauchen Kraft und Gesundheit, um das Leben zu meistern.

2. Seien Sie gut zu sich. Keiner ist so kritisch mit Ihnen wie Sie selbst. Seien Sie stolz auf sich und auf das, was Sie erreicht haben. Lassen Sie sich nicht verunsichern, weder von Ihrem Chef noch von Ihren Kollegen oder Ihren Freunden.

3. Brechen Sie aus alten Gewohnheiten aus. Sie gewinnen dadurch größere Freiheit und finden besser heraus, was Sie wirklich wollen.

4. Verfolgen Sie nur die Ziele, die Sie sich selbst gesteckt haben. Lassen Sie sich nicht dazu verleiten, etwas anzustreben, was eigentlich andere wollen.

5. Nehmen Sie sich Zeit für sich. Setzen Sie sich nicht selbst unter Druck, indem Sie versuchen, allen Erwartungen gerecht zu werden und die perfekte Frau und Mutter zu sein.

6. Lachen Sie viel, auch über sich selbst. Das entspannt auch manche kritische Situation.

7. Seien Sie dankbar für das, was das Leben Ihnen bisher geschenkt hat. Wenn Sie glauben, Sie hätten keinen Grund zur Dankbarkeit: Überlegen Sie noch einmal. Selbst wenn Sie gerade in einer Krise stecken, so haben Sie sicher schon viel Besonderes erlebt und erfahren.

8. Urteilen Sie nicht zu schnell über sich und andere. Und glauben Sie nicht, dass Sie ein Recht dazu hätten, sich ständig von anderen enttäuscht zu fühlen.

9. Akzeptieren Sie Ihre Schwächen und Fehler, stellen Sie sie nicht in den Vordergrund Ihres Denkens. Konzentrieren Sie sich lieber auf Ihre Stärken. Und die Kraft, die Sie daraus gewinnen, können Sie irgendwann auch einmal benutzen, um ein bisschen an Ihren Schwächen zu arbeiten.

10. Verzeihen Sie sich und anderen. Befreien Sie sich von Schuld- oder Rachegefühlen und lernen Sie, zu vergeben und sich zu versöhnen.